国家科学技术学术著作出版基金资助出版

超声掌中宝病例集锦

心脏占位性疾病

杨 娅 田家玮 主编

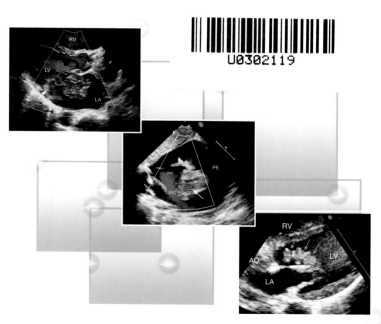

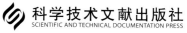

科学技术文献出版社
SCIENTIFIC AND TECHNICAL DOCUMENTATION PRESS

·北京·

图书在版编目（CIP）数据

心脏占位性疾病 / 杨娅，田家玮主编. —北京：科学技术文献出版社，2019.5

（超声掌中宝病例集锦）

ISBN 978-7-5189-5318-9

Ⅰ．①心… Ⅱ．①杨… ②田… Ⅲ．①超声心动图—诊断 Ⅳ．① R540.4

中国版本图书馆 CIP 数据核字（2019）第 051373 号

心脏占位性疾病

策划编辑：张 蓉 责任编辑：张 蓉 孙秀明 责任校对：文 浩 责任出版：张志平

出 版 者	科学技术文献出版社	
地 址	北京市复兴路15号 邮编 100038	
编 务 部	（010）58882938，58882087（传真）	
发 行 部	（010）58882868，58882870（传真）	
邮 购 部	（010）58882873	
官 方 网 址	www.stdp.com.cn	
发 行 者	科学技术文献出版社发行 全国各地新华书店经销	
印 刷 者	北京地大彩印有限公司	
版 次	2019 年 5 月第 1 版 2019 年 5 月第 1 次印刷	
开 本	889×1194 1/32	
字 数	226千	
印 张	7.375	
书 号	ISBN 978-7-5189-5318-9	
定 价	68.00元	

编　委　会

出版说明

创新之处：

➤ **微视频**：科学技术文献出版社结合最新的微视频技术，让图书变身为可视化读物。本书共包含 138 幅动态图，均以二维码形式印制在对应的章节。读者可以通过扫描二维码观看该图的动态过程及聆听专家讲解，从而摆脱纸质图书的局限，使其有如亲身操作一般的视听感受。

➤ **电子书**：科学技术文献出版社结合互联网技术，开创新的阅读媒介，使阅读效果"图""文""视频"三者兼具，更形象生动，节约空间，同时方便读者在手机端随时随地阅读。

➤ **系列课直播**：科学技术文献出版社结合最新的直播技术，邀请参与编撰的多位专家为本书各个病例进行详细分析，使读者边看书边听视频，遇到疑问之处还可与专家及时沟通，实现互联网式的课堂讲解，有助于读者更好地理解心脏占位性疾病超声诊断的相关知识。

使用方法：

➤ **微视频**：读者观看动态图时，建议在 WIFI 环境下扫码打开，安卓系统手机用微信扫一扫观看，也可以下载最新的 UC 浏览器扫码观看。

➤ **电子书**：购买纸质图书后，刮开封底涂层，获得领取的唯一识别码，在"中国超声医学网"微信公众号平台输入电子书唯一识别码领取，此电子书不可复制转发。

➤ **系列课直播**：扫描本书最后《超声心动图学院高级课程——心脏占位性疾病》二维码直接观看视频或关注"超声掌中宝·心动版"微信公众号进行听课。

序 言

　　近几十年来，超声心动图技术得到飞速发展，从早期的 M 型超声、二维超声、彩色多普勒超声拓展到三维超声、腔内超声、声学造影、组织斑点追踪等，心脏的检查范围也从解剖形态学向功能学转变，在心血管疾病诊断、手术和介入治疗方面具有重要价值。在某些心血管疾病领域，如先天性心脏病、心脏瓣膜病等方面，超声心动图甚至逐渐取代了以往作为"金标准"的心导管检查，成为"一锤定音"的关键角色。尽管如此，在某些心脏疾病领域，如心脏占位的定性诊断方面，超声心动图的检查技术和诊断水平仍有待进一步提高。

　　杨娅教授多年来一直从事超声心动图检查工作，在许多领域卓有建树，领衔出版的多部专著获得同仁广泛好评。其《超声掌中宝·心血管系统》一书内容简洁明了，携带方便，成为基层超声工作者人手一本的"口袋书"。此次，杨娅教授携国内众多知名专家集多年精心收藏的疑难病例于一书，给大家倾囊相授的这本《心脏占位性疾病》也同样延续了超声掌中宝系列丛书的特色，简洁而不简单，轻巧不失精彩，丰富的病例让人耳目一新，相信一定会有助于提高大家对心脏占位性病变的认识，助力心脏肿瘤疾病的临床诊断和治疗工作。在此，也希望广大超声同仁都能从中汲取营养，不断提升超声心动图在心脏肿瘤疾病方面的诊断水平，推动我国超声心动图事业不断向前发展。

王新房

前　言

《超声掌中宝·心血管系统》一书受到广大读者的欢迎。在此基础上我们拟出版《超声掌中宝病例集锦》丛书。本书《心脏占位性疾病》是该套丛书的第一部，并获得"国家科学技术学术著作出版基金"的支持。

《心脏占位性疾病》力求创新，为读者提供有丰富超声图像的病例及解析，图像"动""静"结合，并且有"声"有"色"。本书以病例为主题，共30个病例。每个病例简要介绍患者的病史体征、超声心动图、相关检查的表现，诊断和鉴别诊断及分析讨论。重点为超声心动图的表现、结合疾病的诊断、鉴别诊断，提供了丰富的动态和静态图像，并加以详细的文字描述。每幅动态图像可以通过扫描二维码观看该图的动态过程，并配有图像讲解的音频。

本书中的病例大部分为北京安贞医院历经20余年收集的经典病例，还有部分病例为专家提供和通过"超声掌中宝心动版"微信平台征集所得。衷心感谢各位专家、编委的无私奉献和辛勤付出。

感谢本书的顾问"超声心动图之父"王新房教授为本书作"序"，我个人的成长离不开王新房教授的悉心指导和支持。

《心脏占位性疾病》是《超声掌中宝病例集锦》丛书的开篇之作，今后，我们将陆续出版其他心血管疾病的病例集锦。

真诚希望我们的付出能使广大读者获益，同时书中难免存在不足和错误之处，恳请业内同道予以批评和指正！

目 录

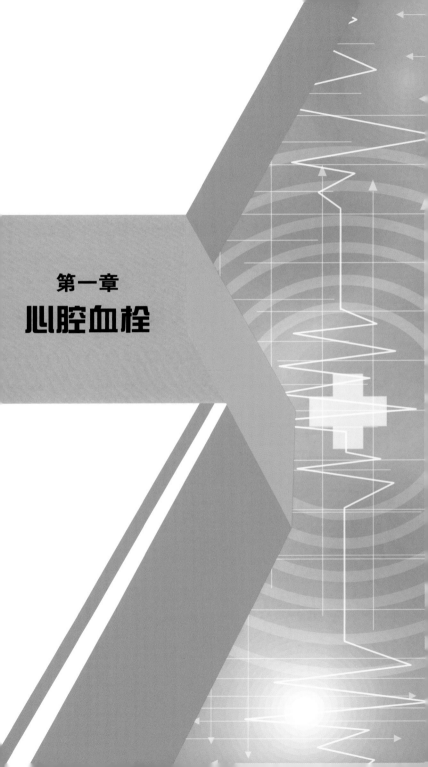

第一章

心腔血栓

左房血栓：巨大多发的左房血栓

【病史】

患者，男性，58 岁。

主诉：反复胸闷、气促 10 余年，加重 3 个月。

现病史：患者 10 余年前开始出现胸闷、气促。症状经常反复。当地医院就诊诊断"风湿性心脏病"。3 个月前症状加重。

既往史：高血压病史。

体格检查：心率 86 次／分，律不齐。心尖部闻及Ⅳ级舒张期杂音。

【超声心动图】

- 左室长轴切面：二尖瓣明显增厚，回声增强，开口明显变小。左房明显扩大；左房后方近二尖瓣后叶处见一中等回声团块，边界尚清晰，内部回声均匀，大小为 45mm×23mm（图 1-1-1）。探头略向左上方倾斜，在左房的后上方另见一个中等偏强回声的团块，大小为 54mm×48mm，边界清晰，与左房的接触面广（图 1-1-2）。
- 大动脉短轴切面：左房增大，其内见两个中等回声的团块；肺动脉增宽（图 1-1-3）。显示左心耳的大动脉短轴切面见左房扩大，见两个中等回声的团块，其中，近左心耳的团块延伸至左心耳内（图 1-1-4）。
- 大动脉短轴与四心腔切面的过渡切面：双房扩大；左房内见两个中等回声的团块，近左心耳的团块大小为 51mm×45mm，左房顶部团块呈球形，大小为 42mm×52mm，该团块基底部呈片状延伸至房间隔处（图 1-1-5）。探头上翘见左房顶部球形团块与房间隔处片状回声融合成形态不规则的团块，大小为 114mm×25mm（图 1-1-6）。

【超声心动图提示】

- 风湿性心脏病；
- 二尖瓣狭窄并左房多发血栓；
- 心房扩大。

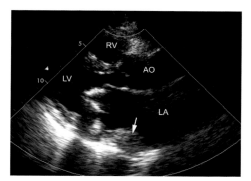

图 1-1-1　左房团块

左室长轴切面显示二尖瓣明显增厚，回声增强，开口明显变小，左房后方近二尖瓣后叶处见一中等回声团块，大小为 45mm×23mm（箭头）；AO：主动脉；LA：左心房；RV：右室；LV：左室

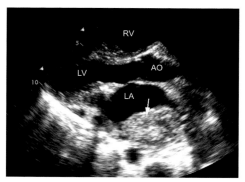

图 1-1-2　左房团块

在左室长轴切面基础上探头略向左上方倾斜，在左房的后上方另见一个中等偏强回声的团块，大小为 54mm×48mm 与左房的接触面广（箭头）

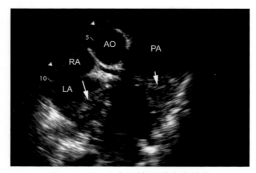

图 1-1-3 左房团块及肺动脉增宽

大动脉短轴切面扩张的左房内见两个中等回声的团块（箭头）；肺动脉增宽

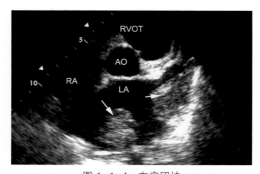

图 1-1-4 左房团块

左心耳的大动脉短轴切面见左房扩大，见两个中等回声的团块，其中近左心耳的团块延伸至左心耳内（短箭头）；RVOT：右室流出道

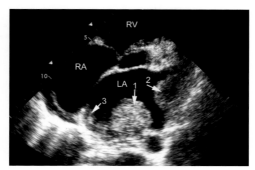

图 1-1-5 左房团块

大动脉短轴与四心腔切面的过渡切面见双房扩大；左房内见两个中等回声的团块，近左心耳的团块大小为 51mm×45mm（箭头 2），左房顶部团块呈球形，大小为 42mm×52mm（箭头 1），该团块基底部呈片状延伸至房间隔处（箭头 3）

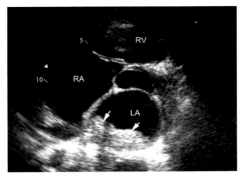

图 1-1-6 左房团块

在大动脉短轴与四心腔切面基础上探头上翘见左房顶部球形团块与房间隔处片状回声融合成形态不规则的团块，大小为 114mm×25mm（箭头）

【鉴别诊断】

左房黏液瘤：多有蒂附着于左房卵圆窝处，左房顶部少见，附着面小，游离面大，圆形或椭圆形，形态可变，活动度大，可随心脏的舒缩往返于二尖瓣口。本病例左房内的异常回声团块发生在二尖瓣狭窄的基础上，基底部附着面较宽，且无活动。因此考虑为血栓。

【分析讨论】

- 左房血栓的病变基础：二尖瓣狭窄是左房血栓形成的主要原因。二尖瓣狭窄使左房血液排空受阻，血液淤积于左房内，血流缓慢，于左房和左心耳内可形成血栓。此外房颤也是左房血栓形成的主要原因之一。本病例二尖瓣明显狭窄同时合并房颤，左房内更易形成血栓。
- 左房血栓的特点：左房血栓多数发生于左房后壁、侧壁、左心耳。左心耳是最易形成血栓的部位，与其解剖形态有关。血栓形态多不规则，与左房的附着面广，没有明显的活动度。本病例左房内血栓多且大，与二尖瓣的明显狭窄及房颤有密切的关系。左房顶部的血栓尽管突出于左房腔内，但其基底部与左房的附着面广，且与其他血栓在基底部相延续。
- 血栓与黏液瘤的鉴别：黏液瘤是较为常见的心脏原发性良性肿瘤，多有蒂附着，常附着于卵圆窝处，呈圆形或椭圆形，形态可变，活动度大。血栓明显的特征是相对固定，活动度小，与左房的附着面广；有形成血栓的基础病变，如二尖瓣狭窄、房颤、心功能明显减低等。

作者：杨娅，崇梅，宋砾，张芮英，徐丽媛

单位：首都医科大学附属北京安贞医院超声心动图一部

左房活动性血栓：左房内的"乒乓球"

【病史】

患者，男性，60岁。

主诉：活动后心悸、气短20年，加重2年。

现病史：患者20年前开始出现活动后心悸、气短，活动后加重。未进行特殊治疗。2年前自觉上述症状加重。

既往史：无特殊病史。

体格检查：体温36℃，脉搏80次/分，呼吸频率20次/分，血压120/75mmHg。神清，精神可。无皮下出血。双肺呼吸音清，未闻及干、湿啰音。听诊：心率80次/分，律不齐，心音强弱不等。心尖区闻及Ⅳ/Ⅵ级舒张期杂音。

【超声心动图】

- 左室长轴切面：左房扩大；二尖瓣增厚，回声增强，开口减小；左房内见一游离的中等强度的圆形团块，表面光滑，与心房壁无连接（图1-2-1）。

- 大动脉短轴切面：双房扩大；左房内见一中等强度的圆形团块，表面光滑，与心房壁无连接，游离于左房内（图1-2-2）。彩色多普勒（color Doppler flow imaging，CDFI）三尖瓣右房侧见反流信号（图1-2-3）。

- 心尖四心腔切面：双房扩大。二尖瓣增厚，回声增强，开口减小。左房内见一游离的中等强度的圆形团块，大小38mm×40mm，表面光滑，与心房壁无连接；舒张期该团块移向二尖瓣口，与二尖瓣相接触，二尖瓣口的团块变形，部分通过瓣口进入左室（图1-2-4～图1-2-6）；收缩期二尖瓣前叶拍打该团块，使该团块返回至左房内。实时观察该团块与二尖瓣的运动，团块类似乒乓球，二尖瓣前叶像球拍，当舒张期团块接触到二尖瓣后，收缩期即被瓣膜拍回左房（图1-2-7，图1-2-8）。CDFI舒张期二尖瓣口血流速度加快，CW测量二尖瓣舒张期峰值血流速度为130cm/s，通过压力减半时间计算二尖瓣口面积为 0.7 ~ 0.8cm^2（图 1-2-9）。

【超声心动图提示】

- 风湿性心脏病；
- 二尖瓣狭窄（重度）；
- 左房内实质性占位性病变，考虑为左房内游离血栓；
- 三尖瓣反流（中度）；
- 双房扩大。

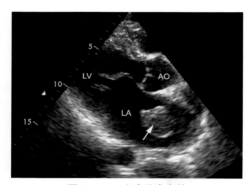

图 1-2-1　左房游离血栓

左室长轴切面见左房扩大；二尖瓣增厚，回声增强，开口减小；左房内见一游离的中等强度的圆形团块，表面光滑，与心脏壁无连接（箭头）

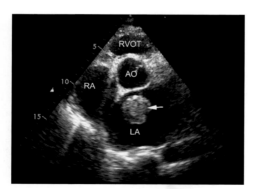

图 1-2-2　左房游离血栓

大动脉短轴切面见双房扩大；左房内见一中等强度的圆形团块，表面光滑，与心房壁无连接，游离于左房内（箭头）

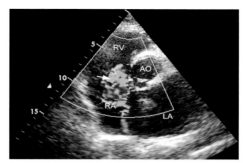

图 1-2-3　左房游离血栓及三尖瓣反流

大动脉短轴切面 CDFI 三尖瓣右房侧见反流信号（箭头）

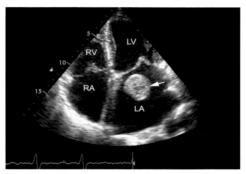

图 1-2-4　左房游离血栓

四心腔切面见双房扩大，二尖瓣增厚，回声增强，开口减小，左房内见一游离的中等强度的圆形团块，大小 38mm×40mm，表面光滑，与心房壁无连接；舒张期早期该团块二尖瓣口移动（箭头）

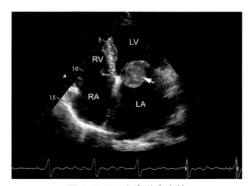

图 1-2-5　左房游离血栓

四心腔切面舒张期晚期见该团块与二尖瓣相接触（箭头）

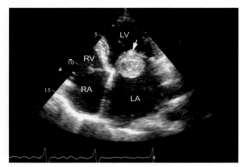

图 1-2-6 左房游离血栓

四心腔切面舒张晚期见二尖瓣口的团块变形，部分通过瓣口进入左室（箭头）

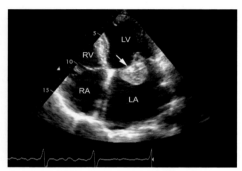

图 1-2-7 左房游离血栓

四心腔切面收缩早期见二尖瓣前叶拍打该团块（箭头）

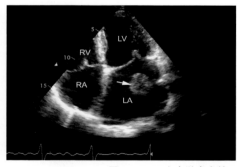

图 1-2-8 左房游离血栓

四心腔切面收缩中期见该团块返回至左房内（箭头）

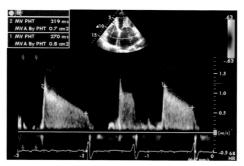

图 1-2-9 左房游离血栓及二尖瓣口梗阻

CW 测量二尖瓣舒张期峰值血流速度为 130cm/s，通过压力减半时间计算二尖瓣口面积为 $0.7 \sim 0.8cm^2$

【鉴别诊断】

左房黏液瘤：黏液瘤通常有蒂，多附着于房间隔卵圆窝附近。活动度通常较大，有明显规律性，与心动周期一致，舒张期瘤体向左室方向运动，收缩期瘤体返回到左房内。游离血栓为左房内的血栓脱落而在左房内活动的团块，与心房壁无连接。

【手术结果】

■ 本例患者最终行"二尖瓣置换＋左房内占位清除＋射频消融术"。

■ 术后证实左房内占位为位于左房内的游离血栓。

【最终诊断】

■ 风湿性心脏病；

■ 二尖瓣狭窄（重度）并左房内游离血栓。

【分析讨论】

■ 左房血栓的病因：左房血栓的常见病因为风湿性心脏病二尖瓣狭窄。二尖瓣狭窄时舒张期左房进入左室的血流受阻，导致左房扩大，左房内血流缓慢，因此很容易形成血栓。

■ 左房血栓的特点：左房血栓以附壁血栓多见，可发生于左心耳及左房体部。尤其是左心耳内膜面粗糙，更容易形成附壁血栓，所以临床上以左心耳部附壁血栓最为多见。

- 左房游离血栓的特点：游离血栓为左房内血栓脱落，同时因存在二尖瓣狭窄，脱落的血栓不能通过狭窄的二尖瓣口而游离于左房内。游离的漂浮状血栓临床上并不常见，血栓活动度与心动周期无关，位置、轨迹漂浮不定，碰到二尖瓣可迅速弹回，称为"乒乓效应"。

- 左房游离血栓的危害：游离的血栓在左房内漂浮，活动度大，表面的血栓更易脱落导致体循环栓塞。如果游离血栓嵌入狭窄的二尖瓣口，则使体循环中断，导致晕厥，甚至猝死。本例患者心血管事件的风险极大，上述两方面的情况均有可能发生。

作者：杨娅，李嵘娟，李菁，曲湺晨

单位：首都医科大学附属北京安贞医院超声心动图一部

病例 3

左室心尖部血栓：继发于心梗后室壁瘤内的血栓

【病史】

患者，男性，75 岁。

主诉：反复发作胸痛、胸闷 5 年，加重 1 个月。

现病史：患者 5 年前开始出现胸痛、胸闷。胸痛每次发作 2 ～ 3 分钟，活动时加重，休息可缓解。1 个月前无明显诱因胸痛加重，持续时间延长。

既往史：高血压 30 余年。无其他病史。

体格检查：心率 82 次 / 分，血压 110/60mmHg。心尖部闻及 II 级收缩期杂音。

【超声心动图】

- 左室长轴切面：左心扩大，室间隔运动减低。左室心尖部局部向外膨出。
- 四心腔切面：左心扩大，室间隔中下段及心尖部局部向外膨出，运动低平（图 1-3-1）。
- 两心腔切面：左心扩大，心尖部局部向外膨出，运动低平；左室下壁心尖部呈矛盾运动。心尖部未见异常回声（图 1-3-2）。EF 为 38%。CDFI 二尖瓣见少量反流信号，二尖瓣口血流频谱 E ＜ A。
- 三心腔切面：左心扩大，心尖部局部向外膨出，运动低平；左室下壁心尖部呈矛盾运动。心尖部未见异常回声（图 1-3-3）。
- 心尖两心腔切面：在上述切面的基础上下移探头并改变扫查方向，显示真正的心尖两心腔切面，心尖部局部向外膨出，膨出范围 35mm×48mm。该部位室壁变薄，呈矛盾运动；仔细探查在心尖部室壁瘤内显示中等强度的回声团块，形态呈椭圆形，附着面较大，内部回声不均匀，无明显运动（图 1-3-4）。
- 心尖左室短轴切面：在心尖部室壁瘤内明确显示回声团块，

形态不规则，附着面较大，内部回声不均匀，无明显运动（图1-3-5）。

【超声心动图提示】

- 节段性室壁运动异常；
- 左室心尖部室壁瘤形成并血栓；
- 二尖瓣反流（轻度）；
- 左心功能减低。

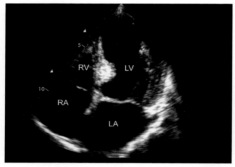

图 1-3-1 节段性室壁运动异常及心尖部室壁瘤

四心腔切面心尖部见向外膨出的瘤样结构，运动减低，其内未显示异常回声

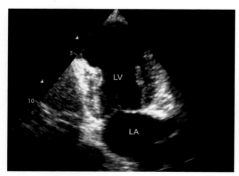

图 1-3-2 节段性室壁运动异常及心尖部室壁瘤

两心腔切面心尖部均见向外膨出的瘤样结构，运动减低，其内未显示异常回声

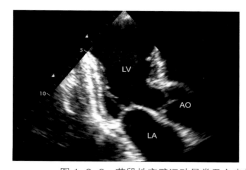

图 1-3-3 节段性室壁运动异常及心尖部室壁瘤

三心腔切面心尖部均见向外膨出的瘤样结构，运动减低，其内未显示异常回声

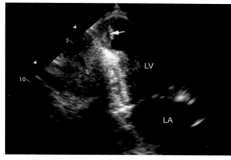

图 1-3-4 心尖部室壁瘤及瘤内血栓

心尖两心腔切面显示心尖部瘤样结构的异常回声（箭头）

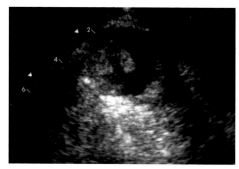

图 1-3-5 心尖部室壁瘤及瘤内血栓

左室心尖短轴切面显示心尖部室壁瘤内明确见回声团块，形态不规则，内部回声不均匀

【鉴别诊断】

- 假性室壁瘤：左室游离壁破裂后由心包及血栓包裹血液形成一个与左室腔相交通的囊腔。特点如下：室壁连续性突然中断；心腔外囊状无回声区，瘤体由心包、血栓等组织构成；瘤径狭窄，瘤颈与最大囊腔径比值 < 0.5；CDFI 可见血流在破口处往返于心室腔与瘤腔之间；收缩期左室腔变小而假腔常常增大。本例患者为真性室壁瘤，又称解剖性室壁瘤，特点如下：多在透壁性心肌梗死基础上发生，坏死心肌由纤维结缔组织所代替；瘤体壁薄，由心肌构成。分界清楚，心内膜肌小梁消失并向外呈囊状，或不规则的瘤样膨出，瘤壁可有钙化；膨出的室壁运动可消失或反向运动；瘤径宽，瘤颈与最大囊腔径比值 > 0.5（0.5 ~ 1）；瘤内可伴血栓形成。

- 左室肿瘤：左室其他占位性病变如黏液瘤，多有蒂附着，活动度较大。其他肿瘤亦可发生于左室，但不影响室壁运动。心梗后易发生血栓，尤其是室壁瘤形成的部位，与局部血流淤滞有关。

【分析讨论】

- 室壁瘤：室壁瘤发生在透壁性梗死伴全层瘢痕形成的心肌节段。室壁瘤多见于前降支供血的心肌节段，多发生在前壁梗死，以心尖部最为常见。右冠状动脉供血的心肌节段也可发生，如下壁梗死也可产生室壁瘤。较少见于左旋支供血的心肌节段。

- 血栓形成：心肌梗死最常见的并发症之一。最常见于室壁瘤处，尤其是心尖部室壁瘤的部位；若无室壁瘤形成，则发生在心梗部位，以心尖部最为常见。因此，若怀疑有附壁血栓时应仔细探查心尖。

【病例启示】

- 常规切面未能显示血栓：本病例在常规四心腔、两心腔和三心腔切面于心尖部室壁瘤处未显示异常回声。由于心梗后左室扩大，心尖下移，常规的心尖切面未能显示真正的左室心尖部而未能探及到心尖部的血栓。

- 显示真正的心尖部：下移探头并改变扫查方向，仔细探测，在心尖部室壁瘤内显示中等强度的回声团块，于左室心尖短轴切面在心尖部室壁瘤内明确显示回声团块。说明多切面观察的重要性。不应只固定观察标准切面，应采用多切面包括非标准切面充分显示室壁瘤及其内的结构，血栓才不漏诊。

作者：杨娅，徐丽媛，张芮英，曲浥晨

单位：首都医科大学附属北京安贞医院超声心动图一部

病例 4

左室血栓：心肌致密化不全伴多发血栓

【病史、体征及相关检查】

患者，女性，57 岁。

主诉：乏力、呼吸困难、下肢水肿半年，加重 2 天。

现病史：患者半年前乏力、呼吸困难，并出现下肢水肿。症状加重 2 天。

既往史：外院诊断"扩张型心肌病"。否认高血压、糖尿病病史。否认传染病、结核病病史。

体格检查：体温 37℃，血压 100/69 mmHg，呼吸 24 次／分，脉搏 70 次／分。心脏听诊未闻及杂音及心包摩擦音。两中下肺野可闻及湿性啰音。颈静脉未见怒张，双下肢水肿。腹部（－）。

实验室检查：

➢ 血常规：红细胞及血红蛋白、白细胞计数及血小板计数正常范围；

➢ 血清酶学正常：CK(129U/L)，CK-MB(36U/L)，cTn (0.086)；BNP 明显增高 (965pg/ml)，D- 二聚体略增高 (0.61mg/L)。

➢ 心电图：窦性心律，左室肥大，室性早搏，ST 段压低。

➢ 胸部 X 线检查：正常范围。

【超声心动图】

■ 左室长轴切面：左室增大（LVIDd=59mm，LVIDs=47mm），室壁收缩活动弥漫性减弱，收缩功能明显减低，LVEF 为 32%（图 1-4-1）。

■ 乳头肌水平左室短轴切面：左室增大，左室后侧壁心肌呈"海绵样"或"网格样"改变；左室前壁处见片状中等强度回声的团块附着，与左室的附着面广；左室前侧壁处见一乳头状的中等偏强回声的团块，内部回声不均匀，中央回声偏低，与左室的附着面较小（图 1-4-2）。

■ 心尖水平左室短轴切面：心尖部侧壁、后壁及下壁的心肌呈"海绵样"或"网格样"改变，见多条肌小梁结构；另于左室腔内见多个大小不等的中等回声团块附着于心内膜表面，其中较大的一个大小为 32mm×14mm，内部回声不均匀。实时观察随着心动周期有一定的活动度（图 1-4-3）。CDFI 左室腔内见血流信号，"海绵样"心肌内见低速血流信号（图 1-4-4，图 1-4-5）。

■ 心尖四心腔切面：心尖心肌呈"海绵样"改变。左室腔内见多个大小不等的中等回声团块附着于心内膜表面（图 1-4-6）。

■ 心尖两心腔切面：左室腔内见多个大小不等，形态各异的中等回声团块附着于心内膜表面；左室下壁基底段可见一较小的且回声较强的团块，与左室的连接部较细，活动度相对较大（图 1-4-7）。

【超声心动图提示】

■ 左室心肌呈"海绵样"改变，考虑为心肌致密化不全；
■ 左室扩大；
■ 左室收缩功能减低；
■ 左室多发血栓。

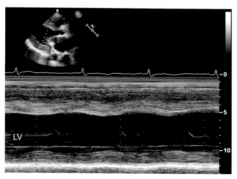

图 1-4-1　左室收缩功能减低

左室长轴切面显示左室增大，室壁收缩活动弥漫性减弱，LVEF 为 32%

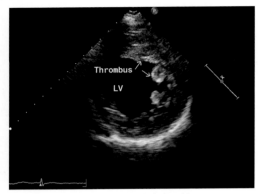

图 1-4-2　左室多发团块

乳头肌水平左室短轴切面见左室增大；左室前壁处见片状中等强度回声的团块附着，与左室的附着面广（箭头）；左室前侧壁处见一乳头状的中等偏强回声的团块，内部回声不均匀，中央回声偏低，与左室的附着面较小（箭头）

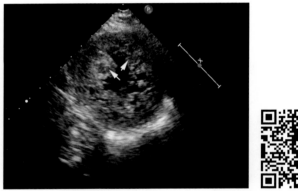

图 1-4-3　左室心尖部心肌致密化不全及多发团块

心尖水平左室短轴切面显示心尖部侧壁、后壁及下壁的心肌呈"海绵样"改变；左室腔内见多个大小不等的中等回声团块附着于心内膜表面，实时观察随着心动周期有一定的活动度（箭头）

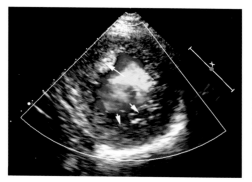

图 1-4-4　左室心尖部心肌致密化不全及多发团块

心尖水平左室短轴切面左室腔内见多个大小不等的中等回声团块附着于心内膜表面（长箭头），CDFI左室腔内见血流信号，"海绵样"心肌内见低速血流信号（短箭头）

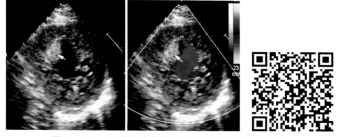

图 1-4-5　左室心尖部心肌致密化不全及多发团块

心尖水平左室短轴切面二维和彩色图像对比显示左室内血栓（箭头）和血流

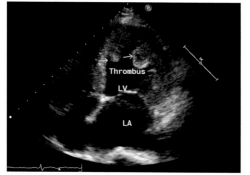

图 1-4-6　左室心尖部心肌致密化不全及多发团块

心尖四心腔切面显示心尖心肌呈"海绵样"改变。左室腔内见多个大小不等的中等回声团块附着于心内膜表面（箭头）

图 1-4-7 左室心尖部心肌致密化不全及多发团块

心尖两心腔切面与左室腔内见多个大小不等、形态各异的中等回声团块附着于心内膜表面；左室下壁基底段可见一较小的、回声较强的团块，与左室的连接部较细，活动度相对较大（箭头）

【鉴别诊断】

- 扩张型心肌病：表现为左室明显扩大，室壁运动普遍减低，左室功能减低。这些表现与心肌致密化不全相似。不同的是心肌致密化不全，左室心尖呈"海绵样"改变，有多个肌小梁结构。
- 左室黏液瘤：多类圆形，有蒂附着于室壁。本病例有的病变表现为乳头状或圆形，有的看起来似乎有蒂。该患者有心尖致密化不全的病变基础，因此考虑为血栓。

【磁共振成像】

入院后心脏 MRI 显示左室心肌致密化不全及血栓（图 1-4-8，图 1-4-9）。

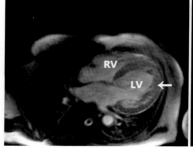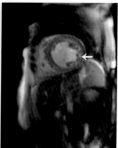

图 1-4-8 心脏 MRI

心脏四心腔切面（左图）和左室短轴切面（右图）显示侧壁及心尖部心肌致密化不全改变（箭头）

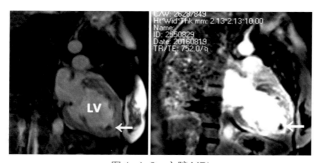

图 1-4-9 心脏 MRI

平扫（左图）和对比剂增强扫描（右图）均证实心尖部血栓影（箭头）

【诊治经过】

患者入院后，经强心、利尿和抗凝治疗。4 周后复查超声心动图发现左室内血栓消失（图 1-4-10 ～图 1-4-12）。

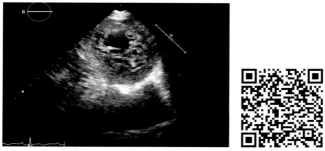

图 1-4-10 治疗 4 周后复查超声心动图左室内血栓消失

心尖水平左室短轴切面显示心尖部心肌呈"海绵样"改变，左室腔内未见血栓回声

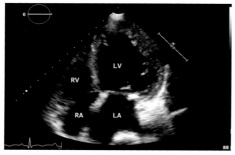

图 1-4-11 治疗 4 周后复查超声心动图左室内血栓消失

心尖四心腔切面左室腔内未见血栓回声

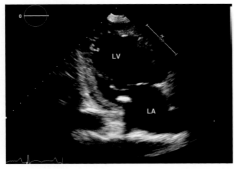

图 1-4-12　治疗 4 周后复查超声心动图左室内血栓消失

心尖两心腔切面左室腔内未见血栓回声

【最终诊断】

- 心肌致密化不全；
- 左室多发血栓；
- 心功能不全。

【分析讨论与经验体会】

- 心肌致密化不全：目前认为心肌致密化不全是一种原发性心肌病，既往也被称作"海绵样"心肌。最初由 Chin 等人于 1990 年进行详细描述和报道。临床上并不少见，仅次于扩张型心肌病和肥厚型心肌病。多数学者研究发现心肌致密化不全与患者基因缺陷有关，是胚胎时期心内膜下心肌致密化过程障碍导致，并具有一定的家族遗传性。

- 病理：病理改变表现为病变心脏扩大，受累部位心肌增厚，内层心肌可见异常粗大的肌小梁和交错深陷的隐窝，称非致密化心肌。显微镜下非致密心肌肌束粗大、排列紊乱，细胞核异型，其间可见炎症细胞浸润；外层致密化心肌变薄，肌束及细胞形态基本正常。病变以累及左室最为常见，主要在左室心尖部及邻近的侧壁和下壁的中间段。右室可以同时受累。

- 临床表现：临床上主要表现为心力衰竭、栓塞事件和室性心律失常。心力衰竭患者发生栓塞事件概率很高，可达 20% ～ 40%，这主要归因于致密化不全心肌存在大量心肌小梁网和深陷的心肌隐窝，为血栓形成提供很好的条件，同时心脏扩大和心功能不全又促进了心腔内多发的血栓形成。

- 超声心动图的价值：超声心动图是诊断心肌致密化不全的一线

检查手段，具有不可替代的价值。Jennie 等人推荐的超声心动图诊断标准主要有以下几条：① 病变部位室壁增厚并分为两层，薄且致密的外层心肌 (C)，厚且非致密的内层心肌 (NC)，且 NC/C ≥ 2.0；② 80% 的病变在心尖部、下壁和侧壁中间段，一般不累及基底段和室间隔；③ CDFI 显示隐窝中有低速血流与心腔相通，但不与冠脉相通；④ 除其他先天性心脏病外，心脏磁共振显像也是重要的影像学方法，具有比较高的特异性，可作为患者确诊的重要补充证据。

■ 本病例特点：本病例左室明显扩大，心尖部密集的肌小梁，心功能减低是形成血栓的病变基础。本病例充分说明了超声心动图在临床上诊治有心力衰竭表现患者过程中的重要作用，其不仅能发现心脏结构的异常、评估心功能损害的程度，还能及时发现血栓等危险并发症，为患者的及时诊治提供客观证据，避免了严重栓塞事件的发生。

作者：廖书生，叶腾
单位：温州医科大学附属第一医院

病例 5

右室血栓：并发于致心律失常性右室心肌病的血栓

【病史、体征及相关检查】

患者，女性，28 岁。

主诉：心律失常 7 年，活动后气促伴双下肢水肿加重 10 余天。

现病史：患者 7 年前因心律失常来我院就诊，经心电图、超声心动图、核磁共振等检查，确诊为"致心律失常性右室心肌病"。经常出现活动后气促。10 余天前症状加重并出现双下肢水肿。

既往史：否认高血压、冠心病、糖尿病史；否认家族遗传病史；无吸烟史、酗酒史。

体格检查：体温 36.4℃，心率 70 次／分，呼吸 18 次／分，血压 108/75mmHg。双肺呼吸音清，未闻及干、湿啰音。心脏叩诊心界扩大，节律不齐，三尖瓣听诊区闻及 II／VI 级收缩期杂音，未闻及心包摩擦音。

【超声心动图】

■ 胸骨旁左室长轴切面：右室明显增大，室间隔与左室后壁厚度及运动正常（图 1-5-1）。

■ 心尖四心腔切面：右房扩大，右室明显扩大，右室壁运动普遍减低；舒张末期右室面积约 26.8cm²，收缩末期右室面积约 25.7cm²，右室面积变化率（26.8 ～ 25.7）/26.8=4%（< 35%，提示右室收缩功能减低）（图 1-5-2 ～ 图 1-5-4）。CDFI 三尖瓣见明显的反流信号，PW 测得的三尖瓣收缩期反流频谱，最大流速约 200cm/s，最大压差约 16mmHg（图 1-5-5，图 1-5-6）。

■ 非标准心室短轴切面：右室心腔尖处见大小约 18mm×12mm 的等回声团块附着，团块不规则，内部回声不均匀（图 1-5-7）。

【超声心动图提示】

■ 右心增大，右室壁运动普遍减低，右室收缩功能减低，考虑致心律失常性右室心肌病；

■ 三尖瓣反流（重度）；
■ 右室心尖实质性占位性病变，考虑右室心尖附壁血栓形成。

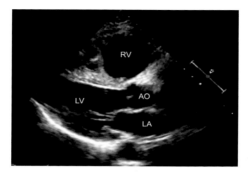

图 1-5-1　右室增大
胸骨旁左室长轴切面显示右室增大

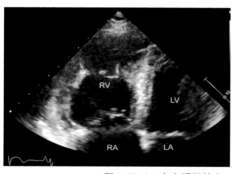

图 1-5-2　右室明显扩大
心尖四心腔切面见右房扩大，右室明显扩大，右室壁运动普遍减低

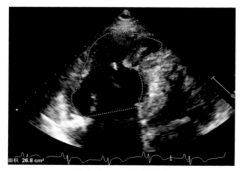

图 1-5-3　右室增大
心尖四腔切面显示舒张末期右室面积约 26.8cm²

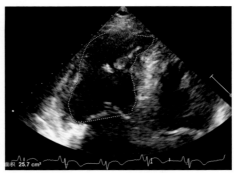

图 1-5-4 右室增大

心尖四腔切面显示收缩末期右室面积约 25.7cm^2

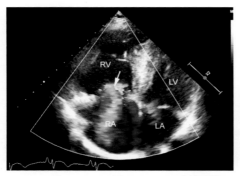

图 1-5-5 三尖瓣反流

心尖四心腔切面 CDFI 三尖瓣见明显的反流信号（箭头），二尖瓣见少量反流信号

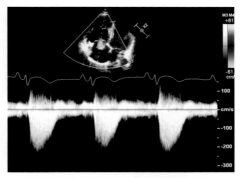

图 1-5-6 三尖瓣反流频谱

心尖四心腔切面应用 PW 置于三尖瓣口获得三尖瓣反流频谱，最大流速约 200cm/s，最大压差约 16mmHg

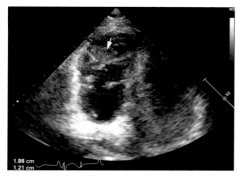

图 1-5-7 右室心尖处实质性团块

非标准心室短轴切面显示右室心腔尖处可见大小约 18mm×12mm 的等回声团块附着（箭头）

【鉴别诊断】

- 心脏原发肿瘤：心脏原发肿瘤一般无右室心肌病变，良性肿瘤中黏液瘤多见，多位于左房，心室少见，且活动度较大。
- 心脏转移瘤：患者无肿瘤病史，实验室检查未见肿瘤标志物升高，亦无肿瘤相关临床表现，因此不考虑心脏转移瘤可能。
- 赘生物：赘生物一般生长在受累心脏瓣膜的表面，患者往往有器质性心脏瓣膜病，临床上多有长期反复发热等感染症状。

【分析讨论】

- 致心律失常性右室心肌病（arrhythrnogenic right ventricular cardiomyopathy，ARVC）：是以右室心肌不同程度地被脂肪组织或纤维组织替代为特征且具有家族遗传倾向的常染色体遗传性心肌病。该病多以右室局部受累为始发表现，临床症状及影像学检查缺乏特异性，但随着疾病的进展，受累面积由右室漏斗部、心尖部及后基底部的"发育不良三角"等部位逐步扩大，可累及左室及室间隔等部位。
- ARVC 临床表现：ARVC 患者常从 20～40 岁出现症状，临床症状差异较大，症状可轻微甚至无症状，也可表现为恶性心律失常甚至猝死。有报道称，猝死的年轻人及运动员中，ARVC 可占到 20%。晚期，由于大量正常心肌的丧失，可表现为严重的右室功能障碍，也可出现左室受累，恶性心律失常的反复发生，进一步恶化心功能，由此进入恶性循环，因心功能及心律失常的彼此加重而死亡。

- ARVC 心电图表现：表现为右胸导联（V1-4）T 波倒置，右室正常心肌被纤维脂肪组织替代，会出现传导的延迟，因而可表现为 V1 导联终末部激动延迟。发生了纤维脂肪化的右室区域，会成为异常的兴奋点，导致室早（右室起源，左束支阻滞形态），甚至形成室速。部分患者可在右胸导联的 QRS 后发现特异性 Epsilon 波，对 ARVC 的诊断具有重要价值。

- ARVC 患者典型超声心动图表现：不同程度的右室扩大，右室流出道增宽，右室壁运动障碍及局限性室壁瘤等，但并无明显肺动脉高压征象。ARVC 患者易合并右房／右室血栓，病变附着于运动幅度显著减低的心房或心室壁，形态多不规则，基底部较宽且厚实，表面较为光整。ARVC 患者血栓形成机制与该患者右心明显增大，右室收缩功能减低，右心腔内血流速度明显缓慢导致血液淤滞有关。

【经验体会】

- 超声心动图是 ARVC 的首选及重要诊断手段之一，对临床诊治具有重要指导价值。

- 在 ARVC 检查及随访期间，除了应观察右心系统结构、功能改变，心腔内有无附壁血栓形成外，还应注意左室是否累及，左心结构、功能是否改变。

作者：李嵘娟，杨娅

单位：首都医科大学附属北京安贞医院超声心动图一部

病例 6

慢性血栓栓塞性肺动脉高压：有机会治愈的肺动脉高压

【病史、体征及相关检查】

患者，女性，71 岁。

主诉：发作性喘憋 2 年，加重 40 余天。

现病史：患者 2 年前无明显诱因出现活动后喘憋症状，休息约 5 分钟后可缓解。无胸痛、咳嗽等症状，未予以重视。1 年前患者受凉后再发喘憋症状并加重，伴咳嗽、下肢水肿，无痰。在当地医院住院治疗后好转。后在受凉、劳累后时有发作，多次在当地医院按肺源性心脏病、肺动脉高压就诊。40 天前因症状加重、口唇发绀，休息后不能缓解，无胸痛、肩背部放射痛，无咯血。当地医院 CT 肺动脉造影（CT pulmonary angiography，CTPA）检查提示：肺血栓栓塞，急行尿激酶溶栓治疗后症状缓解；复查肺血管 CTPA 仍提示：肺动脉右主干血栓栓塞，故转至我院评估能否进行肺动脉血栓取栓术。自发病以来，患者神志清楚，饮食、二便正常，体力下降、体重无明显改变。

既往史：自诉高血压病史 2 年，血压最高 160 ～ 170/70 ～ 80mmHg，服药后降至正常，目前已停药，血压维持在 120/80mmHg。否认冠心病、糖尿病史；否认慢支、肺气肿等慢性呼吸系统疾病。

家族史：否认家族遗传病史，无吸烟史、酗酒史。

体格检查：血压 113/69mmHg。神清，精神可。双肺呼吸音清，未闻及干、湿啰音。心尖搏动正常，未触及震颤。心界向右侧扩大，心率 90 次 / 分，律齐；听诊 P2>A2，第二心音有力。各瓣膜听诊区未闻及杂音；未闻及心包摩擦音。腹软，无压痛、反跳痛和肌紧张，肝、脾肋下未触及，移动性浊音（-）。双下肢无明显水肿。

其他辅助检查：心电图：窦性心律。不完全性右束支传导阻滞。电轴右偏，T 波低平。右心导联 T 波倒置。血气分析：PCO_2 29.1mmHg，PO_2 57.3mmHg，SO_2 88.8%。BNP 979.00pg/ml。下肢静脉超声：右侧小腿肌间静脉血栓形成并不完全阻塞。

【超声心动图】

- 胸骨旁左室长轴切面：右室增大，室间隔偏向左室，左室腔偏小（图1-6-1）。
- 大动脉短轴切面：肺动脉右支主干内可见中等回声团块填充，大小约50mm×18mm，内部回声不均匀，部分突入肺动脉主干（图1-6-2）。CDFI显示肺动脉右支内可见花色血流信号（图1-6-3）。
- 左室短轴切面：右室明显增大，室间隔明显偏向左室，左室腔偏小（图1-6-4）。
- 心尖四心腔切面：右房及右室扩大，右房左右径46mm，上下径58mm，右室横径45mm。右室／左室比例＞1.0(图1-6-5)。CDFI显示三尖瓣可见大量反流信号，反流面积11.7cm^2（图1-6-6）。连续多普勒测得三尖瓣反流最大流速459cm/s，最大跨瓣压差84mmHg。根据三尖瓣反流法估测肺动脉收缩压约99mmHg（图1-6-7）。
- 剑下切面：下腔静脉内径略增宽，约22mm，内径随呼吸塌陷率＜50%（图1-6-8）。

【超声心动图提示】

- 肺动脉占位性病变：肺动脉右支血栓栓塞；
- 右心扩大；
- 三尖瓣反流（重度）；
- 肺动脉高压（重度）。

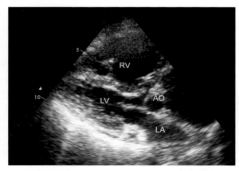

图1-6-1 右室增大

胸骨旁左室长轴切面显示右室增大，室间隔偏向左室，左室腔偏小

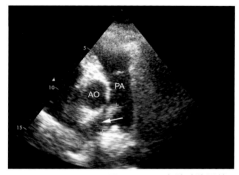

图 1-6-2　右肺动脉团块

大动脉短轴切面于肺动脉右支主干内可见中等回声团块充填，内部回声不均匀，部分突入肺动脉主干（箭头）

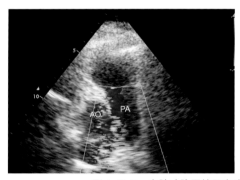

图 1-6-3　右肺动脉团块及血流

大动脉短轴切面 CDFI 收缩期肺动脉右支内见花色血流信号

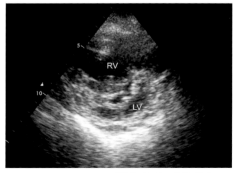

图 1-6-4　右室扩大

胸骨旁左室短轴切面显示右室增大，室间隔偏向左室，左室腔偏小

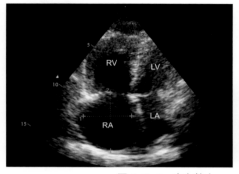

图 1-6-5　右心扩大

四心腔切面见右房及右室扩大，右室／左室比例＞1.0

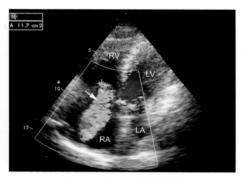

图 1-6-6　三尖瓣反流

四心腔切面 CDFI 显示收缩三尖瓣房侧可见大量反流信号，反流面积11.7cm²

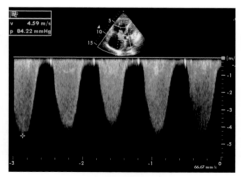

图 1-6-7　重度肺动脉高压

连续多普勒测得三尖瓣反流最大流速 459cm/s，最大跨瓣压差 84mmHg。根据三尖瓣反流法估测肺动脉收缩压约 99mmHg

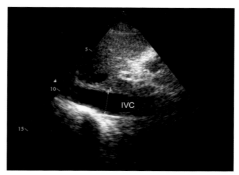

图 1-6-8　下腔静脉增宽

剑下切面见下腔静脉内径略增宽，约 22mm，内径随呼吸塌陷率 < 50%；IVC：下腔静脉

【手术结果】

- 患者于全麻下行肺动脉血栓内膜剥脱术中可见右室、右房及肺动脉扩大，右肺动脉主干及分支被血栓样病变完全阻塞，占位病变大小约 40mm×55mm。
- 漂浮导管测得肺动脉压在 90 ～ 100mmHg/50mmHg 变化。

【病理诊断】

混合血栓。

【最终诊断】

慢性血栓栓塞性肺动脉高压。

【鉴别诊断】

肺动脉血栓栓塞主要须与肺动脉肉瘤、大动脉炎的肺动脉型、原发性肺动脉高压继发血栓形成、肺动脉外肿瘤浸润或压迫肺动脉、先天性肺动脉狭窄或缺如、纤维纵隔炎等相鉴别。当合并存在下肢静脉血栓和 D- 二聚体升高时，可有助于肺血栓栓塞的诊断。

【分析讨论】

- 慢性血栓栓塞性肺动脉高压（chronic thromboembolic pulmonary

hypertension，CTEPH）：急性肺血栓栓塞（pulmonary thromboembolism，PTE）的一种远期并发症，占急性肺动脉栓塞存活患者的 0.1% ～ 0.5%。和其他类型的肺动脉高压（pulmonary arterial hypertension，PAH）一样，若未得到正确而及时的干预，CTEPH 可以进展为右心衰竭甚至死亡；肺动脉压力越高，预后越差。平均肺动脉压 > 40mmHg，如不接受治疗，5 年生存率约 30%。但多数 CTEPH 患者可以通过手术的干预而治愈。

- 临床表现：通常急性肺栓塞的典型症状是呼吸急促，合并有胸痛等症状。而 CTEPH 的最常见症状是活动后呼吸困难，呈进行性加重，运动耐量下降，其他症状包括咯血、晕厥等。随着病情进展，可出现 PAH 和右心衰竭征象，如口唇发绀、颈静脉怒张、P2 亢进、下肢水肿，甚至出现胸腔和腹腔积液等。本病从最初的急性肺动脉栓塞到发病的潜伏期可以数月到数年，由于缺乏特异性的症状，常常容易误诊或漏诊，特别是伴有肺或心血管疾病的患者。

- 超声的价值：超声心动图在提示肺栓塞诊断和排除其他心血管疾患方面有重要价值。超声心动图检查可发现右室后负荷过重征象，包括出现右室扩大、右室游离壁运动减低，室间隔平直，三尖瓣反流速度增快、三尖瓣收缩期位移减低。超声心动图还可作为危险分层重要依据。在少数患者，若超声发现右心系统（包括右房、右室及肺动脉）血栓，同时临床表现符合肺栓塞，即可诊断肺栓塞。本病例中，患者临床症状并不典型，但超声心动图直接在肺动脉内观察到血栓，同时合并右心系统负荷过重的征象，因此可明确诊断为肺血栓栓塞及肺动脉高压。

- CETPH 的治疗：PTE 的治疗措施包括药物抗凝溶栓治疗、经导管碎解抽吸血栓治疗和外科肺动脉血栓内膜剥脱术（pulmonary endarterectomy，PEA）治疗。对于 CTEPH 患者，PEA 是最有效的治疗方法，同时推荐终生抗凝治疗。对于部分无法行 PEA 的 CTEPH 患者，可试行球囊肺动脉成形术（balloon pulmonary angioplasty，BPA）治疗。

【经验体会】

- 在大动脉短轴切面上，在肺动脉内直接观察到血栓栓子时，结合右心系统阳性征象，可明确肺栓塞的诊断。
- 当无法直接观察到肺动脉内栓子时，肺动脉压力增高、肺动脉增宽、右心增大、右室／左室比例＞ 1.0、大量三尖瓣反流等右心系统的阳性表现也可作为肺栓塞诊断的间接证据，为临床诊治提供重要依据。下肢深静脉发现血栓和 D- 二聚体升高也可有助于肺血栓栓塞的诊断。

- 当出现肺动脉高压时，通过测定三尖瓣环运动幅度（TAPSE）和右室面积变化率（RVFAC）来对右心功能进行评价，可有助于临床对预后的判断。

【学习要点】

- 肺动脉内观察到血栓栓子是诊断肺栓塞的直接证据。
- 右心系统的阳性表现，如肺动脉压力增高、肺动脉增宽、右心增大、右室／左室比例＞ 1.0、大量三尖瓣反流等可作为肺栓塞诊断的间接证据。

作者：谢谨捷，张涵，甘辉立
单位：首都医科大学附属北京安贞医院超声心动图一部／心外科十病房

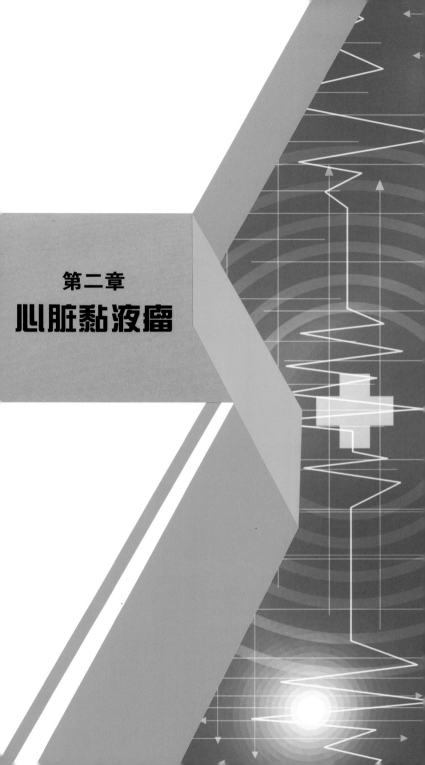

第二章

心脏黏液瘤

左房黏液瘤：典型表现

【 病史、体征及相关检查 】

患者，女性，48 岁。

主诉：胸闷不适 3 个月余。

现病史：患者 3 个月前无明显诱因胸闷。无其他不适。外院超声心动图检查提示"左房占位性病变、黏液瘤可能性大"。为进一步诊治，以"左房占位性病变"收入我院心外科。

既往史：既往体健，否认高血压、冠心病、高脂血症及糖尿病病史。

家族史和个人史：无特殊。

体格检查：神清，精神可，体温 36.5℃，血压 100/70mmHg。心率 90 次／分；心尖部闻及 Ⅱ 级舒张期和收缩期杂音。其他无特殊表现。

【 超声心动图 】

■ 左室长轴切面：左房增大。左房内可见类椭圆形中等回声团块，内部回声不均匀，呈分叶状；瘤体活动度较大，规律活动于左房与二尖瓣口之间；收缩期瘤体呈类圆形在左房内（图 2-1-1）；舒张期经二尖瓣口进入到左室内，瘤体大小约 88mm×40mm，内部可见多个无回声区（图 2-1-2）。M 型超声显示：瘤体规律活动于左房与二尖瓣口之间，舒张期出现在二尖瓣口（箭头），收缩期瘤体消失（图 2-1-3）。

■ 心尖四心腔切面：左房增大；左房内可见类椭圆形中等回声团块，收缩期在左房内，舒张期移向二尖瓣口，瘤蒂附着于房间隔卵圆窝的下缘（图 2-1-4，图 2-1-5）。CDFI：在瘤体与瓣叶间及二尖瓣口处出现明亮的红色射流束；二尖瓣口血流增快，呈五彩镶嵌状（图 2-1-6）。收缩期瘤体移向左房，二尖瓣口可见少量反流信号（图 2-1-7）。

【超声心动图提示】

- 左房实质性占位性病变：黏液瘤可能性大；
- 二尖瓣口梗阻并反流（轻度）；
- 左房增大。

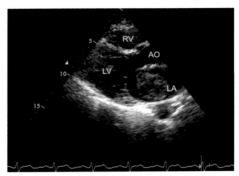

图 2-1-1　左房黏液瘤

左室长轴切面见左房增大，左房内可见类椭圆形中等回声团块，呈分叶状，内部回声不均匀；瘤体活动度较大，规律活动于左房与二尖瓣口之间；收缩期瘤体呈类圆形在左房内

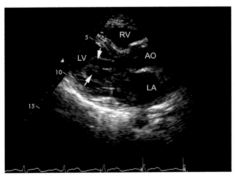

图 2-1-2　左房黏液瘤

胸骨旁左室长轴切面舒张期瘤体呈椭圆形，经二尖瓣口进入到左室内瘤体大小约 88mm×40mm，内部可见多个无回声区（箭头）

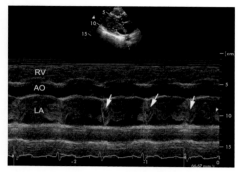

图 2-1-3　左房黏液瘤

胸骨旁左室长轴切面二尖瓣口 M 型超声显示瘤体规律活动于左房与二尖瓣口之间，舒张期出现在二尖瓣口（箭头），收缩期瘤体消失

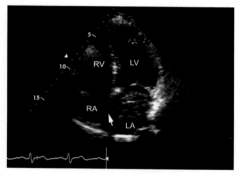

图 2-1-4　左房黏液瘤

心尖四心腔切面显示左房增大，瘤体随心动周期活动及变形，收缩期在左房内蒂附着于卵圆孔处（箭头）

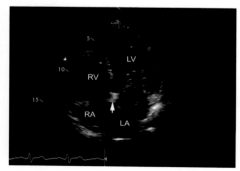

图 2-1-5　左房黏液瘤

心尖四心腔切面舒张期瘤体移向二尖瓣口，瘤蒂附着于房间隔卵圆窝的下缘（箭头）

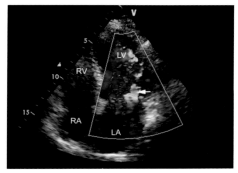

图 2-1-6 左房黏液瘤

心尖四心腔切面 CDFI 舒张期在瘤体与瓣叶间及二尖瓣口处出现明亮的红色射流束（箭头）；二尖瓣口血流增快，呈五彩镶嵌状

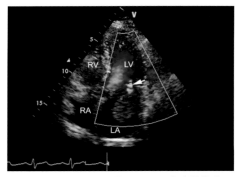

图 2-1-7 左房黏液瘤

收缩期瘤体向左房侧移动，收缩早期二尖瓣见少量反流信号（箭头）

【鉴别诊断】

■ 左房血栓：左房血栓多发生于二尖瓣狭窄和心房颤动的患者。血栓多位于左心耳或左房后壁。血栓基底宽，与心房附着范围广。形态多不规则，多无活动性与变形性。

■ 赘生物：感染性赘生物多附着在瓣膜表面，同时伴有不同程度的瓣膜破坏，如瓣膜穿孔、破裂等，临床多有发热等症状。

■ 其他心脏肿瘤：原发于左房的肿瘤如脂肪瘤或恶性肿瘤相对少见，多无蒂，活动度差，肿瘤回声强弱不均，边缘毛糙，明确诊断需病理检查。

【术中所见】

瘤体呈分叶状，大小约 620mm×50mm。局部液化坏死。蒂在卵圆窝下缘。

【病理诊断】

左房黏液瘤。

【最终诊断】

左房黏液瘤。

【分析讨论】

- 心脏黏液瘤：心脏黏液瘤为心脏原发性良性肿瘤中最常见的肿瘤，女性多于男性。75% 的黏液瘤发生于左房，多为单发。黏液瘤有再发倾向和家族史。左房黏液瘤可发生于任何年龄，多见于 30～60 岁女性。

- 黏液瘤的病理：黏液瘤外观呈明显的半透明样，颜色灰白，质地软而脆，大小不等。表面光滑，基底呈实性。大体形态多种多样，可呈结节状、息肉样、葡萄状、细长或显著的乳头状等。表面呈光滑的分叶状结构，偶尔可见血栓形成。切面呈灰黄及灰白色，胶冻样，可有出血囊性变，肿瘤内含大量黏液，因此称为黏液瘤。黏液瘤多有蒂，左房黏液瘤的蒂多附着于卵圆窝附近，亦可附着于左心耳、肺静脉入口处等。镜下表现：黏液瘤由基质和散在的细胞成分组成。主要的细胞为黏液细胞，呈圆形、卵圆形、多角形、星形单个散在或聚成小团；瘤细胞周围充满大量 HE 染色呈嗜伊红色或蓝色黏液样基质。黏液瘤细胞可以排列成不同的形态，围绕血管单层或双层排列，构成一个复杂的相互交错的网，形成有裂隙的条索，有典型的黏腺结构。肿瘤表面被覆的一些单层细胞，沿肿瘤的分叶沟下陷基质内形成放射状或网状结构。肿瘤组织内还可见到多少不等的淋巴细胞浆细胞浸润及含铁血黄素沉积。

- 临床表现：一般表现不典型，可以有气短、疲劳、乏力等。肿瘤的全身反应有低热，消瘦等。如肿瘤较大或蒂的附着部位低，可阻塞二尖瓣口产生二尖瓣狭窄相似的症状和体征，严重者可有晕厥，甚至猝死。黏液瘤表面瘤体或附着血栓可脱落，导致体循环栓塞。

- **超声心动图的价值**：超声心动图可直观显示瘤体部位、大小、数目、形态、回声、活动规律和蒂及其附着部位，与二尖瓣及心内膜有无粘连，而且可用定量分析二尖瓣狭窄的多普勒方法，测得黏液瘤充满二尖瓣口患者的房室压差和二尖瓣口有效面积，判断二尖瓣阻塞的程度。
- **黏液瘤的复发**：黏液瘤属良性，外科手术切除后多不复发。但少数有局部浸润倾向的黏液瘤可复发。复发的部位可为原位复发，也可其他部位复发。黏液瘤的生长多缓慢，也有生长迅速的报道。绝大多数黏液瘤一经诊断多外科手术治疗，少数生长缓慢的肿瘤可定期观察随访。

作者：杨娅，徐丽媛，张芮英，曲浥晨

单位：首都医科大学附属北京安贞医院超声心动图一部

病例 2

左房黏液瘤：肿瘤中心液化

【病史、体征及相关检查】

患者，女性，55 岁。

主诉：反复胸闷气短 1 年，左下肢疼痛、跛行 2 个月。

现病史：患者 1 年前出现活动后胸闷气短，自服"高血压药"（具体药物不详）。2 个月前突发左下肢疼痛并跛行，休息一段时间后症状有好转。为进一步明确诊断来我院就诊。患者自发病以来神志清楚，饮食睡眠正常，二便无异常，体力及体重无明显改变。

既往史：患者有高血压病史，有烟酒嗜好，否认家族遗传病史。

体征：患者神清，精神可。皮肤、黏膜无出血。双肺呼吸音清，未闻及干、湿啰音。心前区无隆起，心尖搏动正常。心率 76 次／分，律齐。心尖部闻及Ⅲ级舒张期杂音及Ⅲ级收缩期杂音。无双下肢水肿、畸形，肌力、肌张力正常。双侧膝腱反射正常，"Babinski 征"阴性。

【超声心动图】

■ 左室长轴切面：左房增大，左房内可见类圆形中等回声团块。瘤体随心动周期活动及变形；收缩期瘤体位于左房内，表面呈分叶状，内部回声不均匀；舒张期瘤体移向二尖瓣口，部分进入左室，呈椭圆形，表面呈分叶状；突入左室的瘤体表面呈穗状；瘤体中心可见长条形的无回声区（图 2-2-1，图 2-2-2）。CDFI 收缩期在瘤体与二尖瓣口后叶和左房后壁间处出现五彩镶嵌的反流信号（图 2-2-3）。M 型超声于二尖瓣口收缩期未见异常回声，舒张期二尖瓣口出现团块状回声（图 2-2-4）。

■ 心尖四心腔切面：双房增大。左房内可见类椭圆形中等回声团块；收缩期在左房内，舒张期移向二尖瓣口；突入左室的瘤体表面呈穗状；瘤体中心可见长条形的无回声区；收缩期瘤体回入左房；动态观察瘤体蒂活动幅度较大，蒂附着于房间隔卵圆孔的下方（图 2-2-5，图 2-2-6）。二尖瓣口多普勒血流频谱显示舒张期黏液瘤堵塞二尖瓣口致二尖瓣口血流速度加快，E波最大流速 230cm/s，峰值压差 21mmHg（图 2-2-7）。

- 心尖两心腔切面：左房增大。左房内可见类椭圆形中等回声团块；收缩期在左房内；舒张期移向二尖瓣口，部分进入左室和左室流出道，使左室流出道明显变窄；实时动态显示蒂附着于房间隔卵圆孔的下方（图 2-2-8，图 2-2-9）。
- 心尖五心腔切面：CDFI 在瘤体与瓣叶间及二尖瓣口处出现明亮的红色射流束；二尖瓣口血流增快，呈五彩镶嵌状；收缩期在瘤体与二尖瓣间处出现五彩镶嵌的反流信号（图 2-2-10）。

【超声心动图提示】

- 左房占位性病变：黏液瘤可能性大；
- 二尖瓣口狭窄；
- 双房增大。

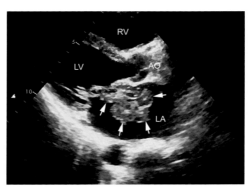

图 2-2-1　左房黏液瘤

左室长轴切面见左房增大，收缩期瘤体位于左房内呈类圆形中等回声团块，表面呈分叶状，内部回声不均匀（箭头）

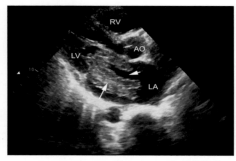

图 2-2-2　左房黏液瘤

舒张期瘤体移向二尖瓣口，部分进入左室，呈椭圆形，表面呈分叶状（长箭头），
突入左室的瘤体表面呈穗状；瘤体中心可见长条形的无回声区（短箭头）

胸骨旁左室长轴切面见瘤随心动周期活动及变形；收缩期在左房内，舒张期移
向二尖瓣口。瘤体呈分叶状；动态显示瘤体活动度大，突入左室的瘤体表面呈穗状

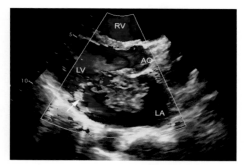

图 2-2-3　左房黏液瘤

左室长轴切面左房内可见类椭圆形中等回声团块。收缩期在瘤体与二尖瓣口后叶
和左房后壁间处出现五彩镶嵌的反流信号（箭头）

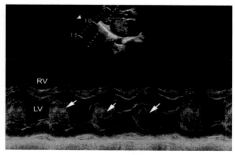

图 2-2-4　左房黏液瘤

胸骨旁左室短轴切面将 M 型超声取样线置于二尖瓣口，二尖瓣口收缩期未见异
常回声，舒张期二尖瓣口出现团块状回声（箭头）

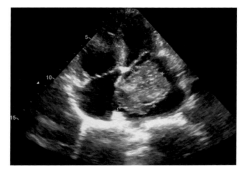

图 2-2-5　左房黏液瘤

双房增大；收缩期左房内可见类椭圆形中等回声团块，大小为 37mm×49mm

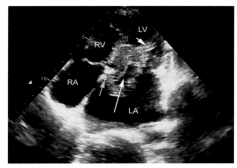

图 2-2-6　左房黏液瘤

舒张期瘤体移向二尖瓣口，部分进入左室，堵塞二尖瓣口；瘤体呈椭圆形，表面呈分叶状，突入左室的瘤体表面呈穗状（短箭头）；瘤体中心可见长条形的无回声区（长箭头）；蒂附着于房间隔卵圆孔的下方（黄色箭头）

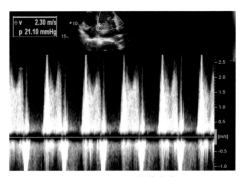

图 2-2-7　左房黏液瘤

二尖瓣口血流频谱显示舒张期黏液瘤堵塞二尖瓣口致二尖瓣口血流速度加快，E波最大流速 230cm/s，峰值压差 21mmHg

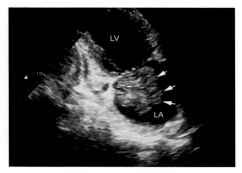

图 2-2-8　左房黏液瘤

左心两心腔切面于收缩期左房内可见类椭圆形中等回声团块，呈分叶状（箭头）

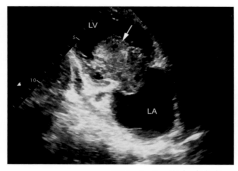

图 2-2-9　左房黏液瘤

左心两心腔切面于舒张期瘤体移向二尖瓣口，部分进入左室，呈椭圆形，表面呈分叶状（箭头）；左心两心腔切面动态观察舒张期瘤体移向二尖瓣口；收缩期瘤体回入左房

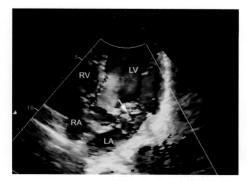

图 2-2-10　左房黏液瘤

心尖五心腔切面 CDFI 收缩期在瘤体与二尖瓣间处出现五彩镶嵌的反流信号（箭头）

【术中所见】

行"左房黏液瘤切除术"。术中左房内见大小约黏液瘤样包块；瘤体呈分叶状，包膜清晰完整；蒂位于房间隔卵圆孔的下缘。

【病理结果】

■ 灰白灰褐组织：切面灰白灰褐，实性，质软。
■ 病理诊断：左房黏液瘤。

【最终诊断】

左房黏液瘤。

【诊断依据】

■ 左房内类椭圆形中等回声团块，呈分叶状；瘤体随心动周期活动及变形，收缩期在左房内，舒张期移向二尖瓣口。
■ 瘤蒂连接心房壁，附着房间隔卵圆孔的下缘。
■ 房室瓣口梗阻及反流：瘤体舒张期移向二尖瓣口，二尖瓣口血流速度加快。CDFI：收缩期在瘤体与二尖瓣后叶及左房后壁间出现五彩镶嵌状的反流信号。

【鉴别诊断】

■ 心脏杂音的鉴别：该患者听诊心尖部闻及舒张期杂音及收缩期杂音，临床上应与产生舒张期杂音和收缩期杂音的疾病相鉴别。常见产生舒张期杂音和收缩期杂音的疾病是二尖瓣本身的病变二尖瓣狭窄合并关闭不全，主要原因为风湿性。其他退行性病变、感染性赘生物等也可产生。有经验的临床医师可闻及左房黏液瘤特有的由瘤体运动产生的"扑落音"，有明显的提示作用。
■ 左房附壁血栓：从附着的部位、形态及活动度等方面进行鉴别。血栓常发生于二尖瓣口血流受阻的疾病，如二尖瓣狭窄、房颤等。血栓多附着于左房后壁和左心耳，基底宽，形状不规则，与心房附着面范围广；血栓多无活动性与变形性，新鲜血栓可有一定的活动性与变形性，鉴别较为困难，应密切结合病史。左房黏液瘤多通过短小的蒂附着于房间隔卵圆孔附近，附着面小，活动度大。

- 赘生物：炎症对瓣膜的破坏较重，如瓣膜穿孔、破裂等，超声图像显示瓣膜关闭不全，产生狭窄者较为少见。临床多伴有发热等症状。

- 其他占位性病变：赘生物多发生在瓣膜，导致瓣膜穿孔、破裂等发生关闭不全。良性的有乳头状纤维瘤，多附着于心脏瓣膜。与附着于瓣膜的黏液瘤很难鉴别。心脏原发性恶性肿瘤很少见，其蒂短而宽或无蒂，活动度差，肿瘤回声强弱不均，边缘毛糙，明确诊断需病理检查。较常见的为转移性肿瘤，一般有原发肿瘤病史，常见为肾癌，心脏转移多沿下腔静脉向上延伸至右心，肿瘤大小不一，多侵犯右房。

【分析讨论】

- 心脏黏液瘤的特征：心脏黏液瘤是心脏原发性良性肿瘤中最常见的一种。肿瘤多单发，少数为多发性。大多位于左房，其他心腔较为少见，也可几个心腔同时发生。手术后并有再发倾向。由于黏液瘤有多发的可能，超声检查应仔细探查，以防漏诊。黏液瘤多呈分叶状，表面凹凸不平；部分表面可呈穗状或絮状，极易发生栓塞。部分黏液瘤边缘规则光滑，无明显分叶特征，这种患者栓塞的可能性小。如瘤体那出血或坏死液化时可见瘤体中出现回声减弱区和无回声区。本例患者黏液瘤基本包括了上述特征。

- 年龄与性别：左房黏液瘤可发生于任何年龄，多见于 30 ~ 60 岁女性。有家族史。

- 栓塞：部分患者以栓塞为首发表现。栓子来源可为肿瘤直接脱落或黏液瘤表面附着血栓脱落。栓塞与黏液瘤表面特征密切相关，表面可呈穗状或絮状，极易发生栓塞。以脑栓塞常见，四肢血管亦可发生。本例患者"突发左下肢疼痛并跛行"是由下肢血管栓塞所致。

- 二尖瓣口梗阻和反流：肿瘤阻塞二尖瓣口可类似二尖瓣狭窄的表现。黏液瘤如完全阻塞二尖瓣口可发生晕厥，甚至猝死。黏液瘤也可导致二尖瓣关闭不全，通过 CDFI 可观察到反流信号。本例患者有二尖瓣口梗阻和反流的表现。

【经验体会】

- 栓塞：本例患者主要的临床表现是体循环栓塞。临床出现体循环栓塞的表现后应考虑心源性栓塞的可能性。心源性栓塞多数的病因是血栓，心脏黏液瘤也是一个重要原因。部分患者首发的临床表现就是栓塞。由于黏液瘤有阻塞瓣口可发生晕厥，甚至猝死和栓塞的可能性，一经发现均应尽早手术切除。

- 栓塞危险性的评估：与黏液瘤的活动度和表面性状有关。活动度大，栓塞的可能性大；表面呈穗状或絮状，小的瘤体易脱落，发生栓塞的可能性大。
- 二尖瓣口梗阻的评估：通过二维和 CDFI 可以观察二尖瓣口梗阻的情况。瘤体大，蒂较长，蒂的附着部位低，易导致二尖瓣口梗阻。CDFI 可观察二尖瓣口的血流状态，频谱多普勒定量评估梗阻的程度。如发生二尖瓣关闭不全，通过 CDFI 可观察到反流信号。本例患者二者兼有。

作者：杨娅，徐丽媛，曲泡晨，张芮英

单位：首都医科大学附属北京安贞医院超声心动图一部

病例 3

左房黏液瘤：脑栓塞的罪魁祸首

【病史、体征及相关检查】

患者，男性，41 岁。

主诉：突发头晕、恶心、呕吐 1 个月余。

现病史：患者 1 个月前无明显诱因突发头晕、恶心、呕吐，呕吐物为胃内容物，症状持续不缓解。于当地医院急诊就诊，经颅脑 MRI 检查，诊断"脑梗死"。超声心动图检查提示"左房占位性病变、黏液瘤可能性大"。患者同时有"阵发性房颤"。给予溶栓、抗凝及其他对症支持治疗，症状明显改善。发病以来，患者二便正常，体重无明显改变。为进一步诊治，以"左房占位性病变"收入我院心外科。

既往史：既往体健，否认高血压、冠心病、高脂血症及糖尿病病史。否认结核、肝炎等传染病病史，无手术史及输血史，无药物食物过敏史，预防接种史不详。

家族史和个人史：母亲患高血压，否认家族心脏病及遗传病史。久居出生地，无疫区居住史，无吸烟史、酗酒史。

体格检查：神清，精神可，体温 36.4℃，血压 115/68mmHg，心率 70 次 / 分，呼吸 12 次 / 分，心前区无明显杂音。其他无特殊表现。

辅助检查：ECG 基本正常（图 2-3-1）。

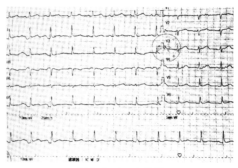

图 2-3-1 心电图

入院时的心动图，正常表现

【超声心动图】

- 左室长轴切面：左房增大。左房内可见类椭圆形中等回声团块，内部回声尚均匀，呈分叶状，表面分布不规则穗状和絮状物；瘤体与二尖瓣叶无明显粘连，活动度较大，规律活动于左房与二尖瓣口之间；在左房内收缩期瘤体呈类圆形，收缩期大小约 48mm×28mm（图 2-3-2）；舒张期经二尖瓣口进入到左室内，瘤体大小约 78mm×28mm（图 2-3-3）。瘤蒂短小，似与房间隔卵圆窝附近连接。

- 二尖瓣水平左室短轴切面：舒张期二尖瓣口团块状回声，堵塞二尖瓣口（图 2-3-4）；收缩期二尖瓣关闭，瓣口未见异常回声（图 2-3-5）。M 型超声显示瘤体规律活动于左房与二尖瓣口之间，舒张期出现在二尖瓣口，收缩期瘤体消失（图 2-3-6）。

- 心尖四心腔切面：双房增大；左房内可见类椭圆形中等回声团块，舒张期移向二尖瓣口（图 2-3-7）；收缩期在左房内，呈分叶状（图 2-3-8）。M 型超声显示瘤体规律活动于左房与二尖瓣口之间，舒张期出现在二尖瓣口，收缩期瘤体消失（图 2-3-9）。CDFI 在瘤体与瓣叶间及二尖瓣口处出现明亮的红色射流束；二尖瓣口血流增快，呈五彩镶嵌状（图 2-3-10）。收缩期瘤体移向左房，见二尖瓣少量反流信号（图 2-3-11）。二尖瓣口血流频谱显示舒张期黏液瘤堵塞二尖瓣口致二尖瓣口轻度狭窄，E 波最大流速 193cm/s，A 波最大流速 140cm/s，PHT 法测二尖瓣口面积约 1.5cm^2（图 2-3-12）。

- 心尖两心腔切面：瘤体舒张期移向二尖瓣口，收缩期回至左房（图 2-3-13，图 2-3-14）。

- 心尖三心腔切面：瘤体舒张期移向二尖瓣口，收缩期回至左房（图 2-3-15）。

【超声心动图提示】

- 左房实质性占位性病变：黏液瘤可能性大；
- 二尖瓣口梗阻并反流（轻度）；
- 双房增大。

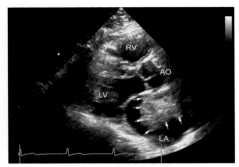

图 2-3-2　左房黏液瘤

胸骨旁左室长轴切面显示左房内类椭圆形中等回声团块，分叶状，瘤体随心动周期活动及变形，活动度较大；瘤体与二尖瓣叶无明显粘连；收缩期瘤体呈类圆形在左房内，表面分布不规则穗状和絮状物（箭头）

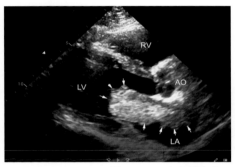

图 2-3-3　左房黏液瘤

胸骨旁左室长轴切面舒张期瘤体呈椭圆形，经二尖瓣口进入到左室内，表面分布不规则穗状和絮状物（箭头）

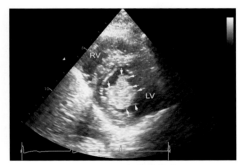

图 2-3-4　左房黏液瘤

胸骨旁二尖瓣水平左室短轴切面示舒张期二尖瓣口团块状回声，堵塞二尖瓣口；表面分布不规则穗状和絮状物（箭头）

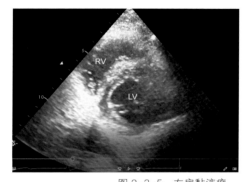

图 2-3-5　左房黏液瘤

二尖瓣水平左室短轴切面收缩期二尖瓣关闭，瓣口未见异常回声

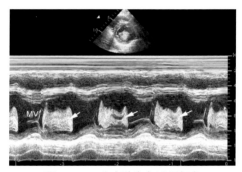

图 2-3-6　左房黏液瘤 M 型超声

胸骨旁左室短轴切面 M 型超声显示瘤体规律活动于左房与二尖瓣口之间，舒张期
出现在二尖瓣口（箭头），收缩期瘤体消失

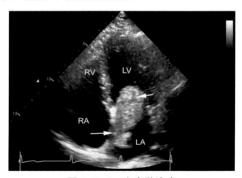

图 2-3-7　左房黏液瘤

心尖四心腔切面显示双房增大，左房内瘤体呈分叶状，表面分布不规则絮状物，
瘤体随心动周期活动及变形，与二尖瓣叶无明显粘连，活动度较大，舒张期瘤体
移向二尖瓣口（短箭头），瘤蒂与房间隔卵圆窝附近连接（长箭头）

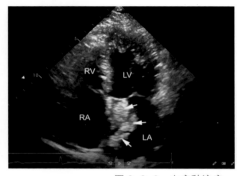

图 2-3-8　左房黏液瘤

心尖四心腔切面收缩期瘤体位于左房内，呈分叶状（箭头）

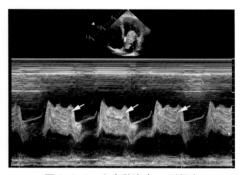

图 2-3-9　左房黏液瘤 M 型超声

心尖四心腔切面二尖瓣口 M 型超声显示瘤体与二尖瓣叶无明显粘连，随心动周期规律活动，舒张期出现于二尖瓣口（箭头）

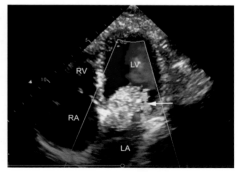

图 2-3-10　左房黏液瘤

心尖四心腔切面 CDFI 舒张期在瘤体与瓣叶间及二尖瓣口处出现明亮的红色射流束（箭头）；二尖瓣口血流增快，呈五彩镶嵌状

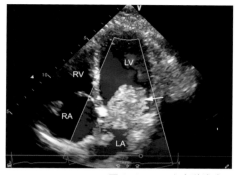

图 2-3-11　左房黏液瘤

收缩期瘤体向左房侧移动，收缩早期二尖瓣见少量反流信号（箭头）

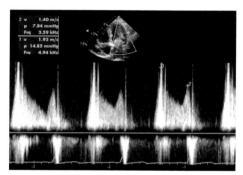

图 2-3-12　左房黏液瘤

二尖瓣口血流频谱显示舒张期黏液瘤堵塞二尖瓣口致二尖瓣口轻度狭窄，E 波最大流速 193cm/s，A 波最大流速 140cm/s，PHT 法测二尖瓣口面积约 1.5cm²

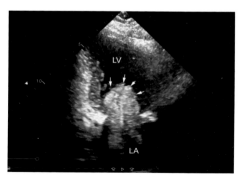

图 2-3-13　左房黏液瘤

心尖二心腔切面：瘤体分叶明显，随心动周期活动及变形度较大；舒张期瘤体移向左室，表面分布不规则穗状和絮状物（箭头）

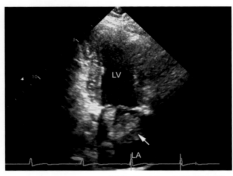

图 2-3-14 左房黏液瘤

心尖二心腔切面：收缩期瘤体回至左房（箭头）

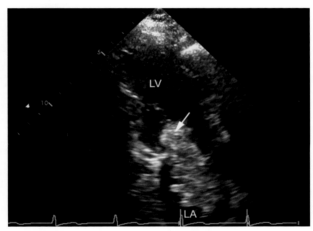

图 2-3-15 左房黏液瘤

心尖三心腔切面：舒张期瘤体移向左室（箭头）

【鉴别诊断】

- 左房附壁血栓：以左心耳多见或位于左房后壁肺静脉开口的附近，基底宽，形状不规则，多层线样回声，与心房附着范围广，内部回声欠均匀，血栓多无活动性与变形性，患者多有房颤、风湿性心脏病二尖瓣狭窄等病史。
- 赘生物：炎症对瓣膜的破坏较重，如瓣膜穿孔、破裂等，超声图像显示瓣膜关闭不全且伴有发热等症状。

- 其他心脏肿瘤：较常见的为转移性肿瘤，一般有原发肿瘤病史，常见为肾癌，心脏转移多沿下腔静脉向上延伸至右心，肿瘤大小不一，多侵犯右房。心脏原发性恶性肿瘤很少见，其蒂短而宽或无蒂，活动度差，肿瘤回声强弱不均，边缘毛糙，明确诊断需病理检查。

【术中所见】

瘤体呈分叶状，大小约 20mm × 20mm，蒂在卵圆窝后外侧靠右肺静脉处。

【病理结果】

- 灰白灰褐组织：大小 50mm × 40mm × 20mm，重 23g，切面灰白灰褐，实性，质软。
- 病理诊断：左房黏液瘤，蒂部可见心肌组织。

【最终诊断】

- 左房黏液瘤；
- 阵发性房颤；
- 陈旧性脑梗死。

【分析讨论】

- 心脏黏液瘤：心脏黏液瘤为心脏原发性良性肿瘤中最常见的一种，多单发，大多位于左房，少数为多发性，并有再发倾向和家族史。左房黏液瘤可发生于任何年龄，多见于 30 ～ 60 岁女性。
- 主要临床表现：左房黏液瘤主要通过三种机制引起临床症状，即二尖瓣梗阻、栓塞及免疫反应。肿瘤阻塞二尖瓣口可有气短、疲劳、乏力、晕厥、甚至心力衰竭，但与二尖瓣狭窄所致的充血性心力衰竭不同，黏液瘤患者往往仰卧时气短加重，甚至晕厥、猝死。凡随体位变动而有心力衰竭反复发作的患者，或急剧活动及变动体位时突然发生晕厥的患者，应特别提示黏液瘤的存在。部分瘤体可形成栓塞，栓子来源可为肿瘤直接脱落或黏液瘤表面附着血栓脱落。脱落栓子多进入头颅和四肢血管，以脑栓塞常见，甚至形成多发性脑栓塞，可能由于黏液瘤组织松脆，脱落后血流冲击形成许多小栓子所致。黏液瘤栓子可栓塞大脑半球各叶、脑干、小脑、视网膜和脊髓，表现为意识障碍、抽搐、失语、偏瘫、单瘫、头晕、恶心、呕吐等症状。约90%的患者有全身症状，包括发热、体重下降、贫血、疲乏、雷诺现象、肌痛或关节痛等。本例患者的首要表现是脑梗，为瘤栓脱落所致。

- 超声心动图的价值：超声心动图是诊断左房黏液瘤的最佳方法，其敏感性、准确性、特异性优于其他现代心脏病诊断技术，特别是经食管和三维超声心动图诊断敏感性近100%，不但可直观显示瘤体部位、大小、数目、形态、回声、活动规律和蒂及其附着部位，与二尖瓣及心内膜有无粘连，而且可用定量分析二尖瓣狭窄的多普勒方法，测得黏液瘤充满二尖瓣口患者的房室压差和二尖瓣口有效面积，判断二尖瓣阻塞的程度。实时动态观察房室瓣启闭情况及有无肿瘤栓子，推测栓塞的危险性。据报道，10% ～ 25%的心房黏液瘤首次发病表现为脑栓塞，以大脑中动脉栓塞多见。依赖于超声心动图对瘤体形态、大小及活动度的准确判断，结合实验室检查结果，可评估栓子脱落的可能性。关于黏液瘤超声特点对栓塞的影响，以往报道也不一致，多数认为瘤体不规则，如桑葚呈分叶状、表面不光滑呈绒毛状；活动度大者，合并心律失常，特别是心房颤动；瘤体出血坏死者，实验室检查方面血浆纤维蛋白原（FIB）、血小板计数（PLT）增高、凝血酶原时间（PT）缩短均是黏液瘤栓塞并发症的危险因子。而性别、年龄、部位、大小、左室射血分数均没有被证实与栓塞有明显的相关性。本例患者瘤体表面呈穗状和絮状，且活动度大，极易脱落导致栓塞。

- 黏液瘤的复发：黏液瘤虽属良性，但黏液细胞具有远距离种植能力，可以局部复发，而且脱落的肿瘤组织在脑血管和周围血管上皮继续生长，破坏血管壁可形成血管瘤。非典型黏液瘤更易复发，包括家族性、多点多腔室分布、左房非常规位置起源、有明确基因异常、病理提示有恶性倾向的黏液瘤。对于典型黏液瘤者常规行手术切除效果较好；而对于非典型黏液瘤应常规进行基因检测，手术切除范围和常规手术相同，但应在术中仔细探查，防止漏诊，术中彻底切除肿瘤是防止复发的关键，黏液瘤复发可能恶性变，术后应密切注意随访。

【经验教训】

- 栓塞：心脏黏液瘤是引起年轻人脑栓塞、缺血性卒中的常见疾病，所致的栓塞可在没有心脏体征或全身症状的情况下出现。对于临床上诊断非高龄及多发脑栓塞的患者，如无风湿性心脏病、房颤，颈内动脉狭窄等病史，应考虑心脏黏液瘤的可能。本例患者中年男性，无高血压、糖尿病、高脂血症等传统的血管栓塞危险因素，而突发脑栓塞，且有阵发性房颤，应考虑心脏黏液瘤可能，经超声心动图得以确诊。

- 尽早手术：心脏黏液瘤一经确诊，无论有无血栓栓塞或血栓形成的并发症，均应口服溶栓药或皮下注射低分子肝素，栓塞严重者可在严格有效的监测下予抗凝与溶栓治疗，对于并发脑栓塞者，待脑栓塞病情相对平稳，患者生命体征稳定，尽早手术切除。本例患者1个月前突发脑栓塞，现病情稳定，且超声心动图示黏液瘤表面分叶状、活动度大，随时有再次脱落梗死可能，应及时手术。由于心脏黏液瘤组织松脆易脱落，在手术过程中应注意动作要轻柔，避免瘤体脱落，肿瘤切除要彻底，仔细探查其他腔室，排除多部位肿瘤生长及其心内畸形的可能。

【学习要点】

- 黏液瘤并发脑栓塞：左房黏液瘤瘤体不规则、表面不光滑、质脆、活动度大者易发生栓塞，而与性别、年龄、瘤体大小、部位等无明显相关性，超声心动图检查过程中需要仔细观察瘤体表面情况及活动度，进行栓塞风险评估，一经确诊应尽快手术切除。
- 二尖瓣口狭窄或关闭不全：左房黏液瘤瘤体活动或与二尖瓣叶粘连，可以造成二尖瓣狭窄或关闭不全，严重者黏液瘤切除后需要进行二尖瓣修复甚至二尖瓣置换。
- 黏液瘤复发：黏液瘤切除术后复发率并不高，但仍需要超声心动图的随访观察。

作者：杨娅，蒲利红
单位：首都医科大学附属北京安贞医院超声心动图一部

病例 4

左房黏液瘤：穗状的黏液瘤

【病史、体征及相关检查】

患者，女性，57 岁。

主诉：活动后气短 1 个月。

现病史：患者 1 个月前感活动后气短，就诊当地医院，查心脏彩超，提示"左房黏液瘤"。为求进一步诊治，转诊我院。

既往史及个人史：出生并长居北京，无烟酒嗜好，无传染性疾病、遗传性疾病史，家族中无类似疾病。

体格检查：体温 36℃，脉搏 80 次／分，呼吸频率 20 次／分，血压 120/80mmHg。心前区闻及Ⅲ级舒张期杂音。

【超声心动图】

■ 胸骨旁左室长轴切面：左房扩大，其内可见一形态不规则的混合低回声团块，表面较粗糙呈穗状；舒张期部分脱入左室，阻塞二尖瓣口，使二尖瓣开放时有效瓣口面积减小（图 2-4-1）。收缩期团块并重新回到左房内，团块形态随心动周期而改变（图 2-4-2）。

■ 四心腔切面：左房扩大，其内可见一团块，形态不规则，表面较粗糙呈穗状，有蒂附着于房间隔左房面；团块活动度大，随心动周期往返于左房与左室间（图 2-4-3，图 2-4-4），舒张期移向并阻塞二尖瓣口，部分穗状物通过二尖瓣口进入左室；收缩期团块回入左房内。CDFI 见舒张期瓣口前向血流束变窄，收缩期二尖瓣少量反流（图 2-4-5，图 2-4-6），频谱测得前向血流速度明显增高（图 2-4-7）。3D 图像可以更直观地观察团块的大小、形态、附着部位、与邻近组织的关系、活动度及造成狭窄的严重程度，可见到舒张期团块部分进入左室，阻塞二尖瓣口（图 2-4-8）。

【超声心动图提示】

- 左房实质性占位性病变：黏液瘤可能性大；
- 左房扩大；
- 二尖瓣口梗阻并关闭不全（轻度）。

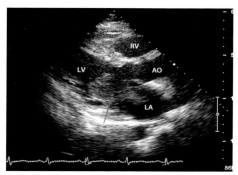

图 2-4-1 左房团块

胸骨旁左室长轴切面见左房内一形态不规则的混合低回声团块（箭头），舒张期部分脱入左室，阻塞二尖瓣口

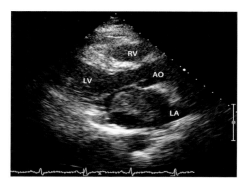

图 2-4-2 左房团块

胸骨旁左室长轴切面见左房内一形态不规则的混合低回声团块（箭头），收缩期返回左房内

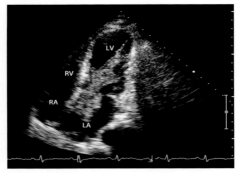

图 2-4-3　左房团块

左房内见一形态不规则，表面较粗糙呈穗状的团块，有蒂附着于房间隔左房面；
团块舒张期移向并阻塞二尖瓣口，部分穗状物通过二尖瓣口进入左室（箭头）

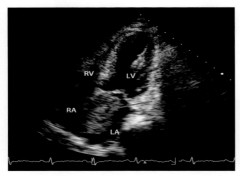

图 2-4-4　左房团块

左房内团块收缩期回入左房内（箭头）

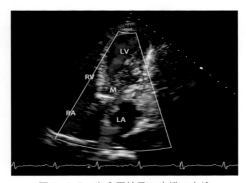

图 2-4-5　左房团块及二尖瓣口血流

四心腔切面 CDFI 舒张期见团块部分阻塞二尖瓣口，使瓣口血流束变窄（箭头）

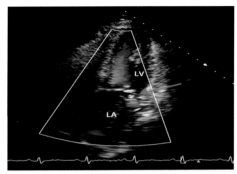

图 2-4-6　左房团块及二尖瓣反流

四心腔切面 CDFI 收缩期二尖瓣少量反流（箭头）

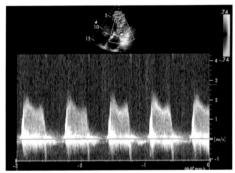

图 2-4-7　二尖瓣血流受阻

四心腔切面频谱多普勒舒张期二尖瓣口前向血流速度明显增高

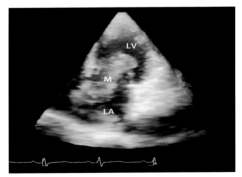

图 2-4-8　左房团块三维成像

四心腔切面 3D 成像显示舒张期团块（M）阻塞二尖瓣口

【鉴别诊断】

■ 左房血栓：血栓的形成包括心腔内血液淤滞、凝血过程被激活及血管内膜损伤。房颤、二尖瓣狭窄等病变导致左房扩张、左房内血液淤滞者可诱发左房血栓。左房血栓与左房黏液瘤的临床表现可能相似，但通常有不同的病史，超声心动图可用于二者鉴别。左房血栓常附着于左房壁，宽基底，附着面较大，游离面较小，形态固定，多为圆形或类圆形，回声较强。左心耳血栓多呈椭圆形或楔形填充于左心耳内。活动性血栓漂浮于左房内，在左房内做往返运动，运动轨迹多不规则。必要时可试验性溶栓治疗并动态观察（表 2-4-1）。

表 2-4-1　左房血栓与左房黏液瘤的鉴别诊断

项目	左房血栓	左房黏液瘤
病史	多合并房颤、二尖瓣狭窄等病史	无特殊
部位	左房后侧壁及左心耳	左房内
附着	附着面大，游离面小；无蒂	附着面小，游离面大；有蒂
形态	椭圆形、不规则形，形态不变	圆形、椭圆形或不规则形，形态可变
活动度	多数不活动，或无规则漂浮于左房内	舒张期突入二尖瓣口，收缩期回到左房，活动曲线规则

■ 乳头状弹力纤维瘤：是除心包囊肿外仅次于黏液瘤的第二常见的原发性心脏良性肿瘤，由内皮细胞构成，体积通常较小，外观表现为柔软分叶状的灰白色肿块，腺叶间或乳头可见棕褐色的新鲜血栓或组织碎片沉积覆盖。肿瘤多为单发，瘤体常以蒂附着于无血管的心内膜（如瓣膜或瓣下结构）上，常位于主动脉瓣，其次为二尖瓣，偶见于三尖瓣及心内膜壁上。瘤体常以短小的蒂连于瓣膜上，随心动周期摆动，体积较小，不会造成梗阻性改变，且瓣膜受损较轻，常无严重的瓣膜功能障碍。位于房室瓣上的肿瘤可于舒张期进入心室内，收缩期返回至瓣叶闭合处。瘤体形态多样且不规则，超声下可表现为分叶状、圆形、类圆形或长线样结构，内回声均匀，可见"闪烁或振动"的毛刺样边缘，尤其见于较大肿瘤，该特征可与黏液瘤相鉴别。

■ 血管瘤：是原发于心脏的一种良性肿瘤，国内有研究显示其占原发性心脏肿瘤的 2.8%[滕鹏 . 心脏及心包血管瘤：病例汇报及 200 例临床病例研究 [D]. 浙江大学，2016]。血管瘤可发生于心脏任何位置，常见于左室壁、室间隔、右室、心房，最常累及右房，罕见于心外膜及瓣膜上。血管瘤大小差异较大，外观取决于肿瘤中的血管腔隙的大小。根据病理学可分为海绵状血管瘤、毛细血管瘤及动 - 静脉血管瘤，其中动 - 静脉及海绵状血管瘤无包膜，且侵入心肌内生长，海绵状血管瘤常大且边界不清，毛细血管瘤则类似黏液瘤样，凸入心腔生长。心脏血管瘤临床表现取决于肿瘤生长的部位及大小，心腔内较大的血管瘤可表现出类似黏液瘤样的梗阻症状，并由于心肌受损可出现心律失常、心肌功能障碍等，心外膜血管瘤破裂可引起心包积液、心包填塞。超声下动静脉血管瘤及海绵状血管瘤表现为于心肌内浸润性生长的海绵样结构，内可见带状分隔的高至低回声的团块样表现，毛细血管瘤表现类似黏液瘤，突入心腔生长，呈边界清楚的回声团块，内部回声可高于心肌，体积较大时可造成心腔内梗阻或瓣膜功能障碍。

- 心脏恶性肿瘤：心脏转移性肿瘤较原发性恶性肿瘤多见。原发于心脏的恶性肿瘤多为肉瘤，其中以血管肉瘤较为常见，其次为横纹肌肉瘤、纤维肉瘤等。肿瘤可单发或多发，位于心室或心房，瘤体多较大、分叶或不规则，内回声不均。肿瘤多成浸润性生长，侵及心壁内，超声上可见局部室壁增厚，室壁无运动或强回声；并可累及心包，可伴有心包积液；对瓣膜也有不同程度破坏。血管肉瘤好发于右心腔，常伴心包积液。横纹肌肉瘤及纤维肉瘤等则可出现于包括心壁、心腔和心包的心脏任何部位（表 2-4-2）。

表 2-4-2　心脏良、恶性肿瘤在超声心动图上的鉴别诊断要点

项目	良性肿瘤	恶性肿瘤
形态	规则	分叶状或不规则
内部回声	均匀	不均匀
基底	窄	宽
蒂	多有	多无
浸润性	无	有
活动度	幅度大	幅度小或固定不动
长径／基底直径之比	多数 > 2	多数 < 2
心包积液	少数有积液	多数有积液

【临床治疗】

手术方式：左房黏液瘤切除术。

【病理结果】

- 大体所见：（黏液瘤）肿物一个，重 33.6g，70mm×40mm×25mm，表面较光滑，切面灰白灰红，质软，局部质韧。
- 病理诊断：左房黏液瘤。

【分析讨论】

- 黏液瘤的临床表现：包括心腔内血流阻塞、动脉栓塞、心律失常及进行性加重的全身反应。左房黏液瘤临床表现类似于二尖瓣狭窄，有些黏液瘤患者以动脉栓塞为首发症状。当肿瘤造成瓣膜狭窄或关闭不全时，听诊可闻及瓣膜狭窄或关闭不全的杂音，带蒂且活动性好的肿瘤常可闻及特征性的扑落音。当下腔静脉近端受阻时，依据梗阻程度的不同，可表现为腹痛、肝大、肝区压痛、腹胀、腹水等肝静脉阻塞症状，以及下肢水肿、静脉曲张、溃疡、色素沉着等。病变程度严重，累及肾静脉时，可出现蛋白尿，甚至肾病综合征。本例患者诉活动后气短，可能与舒张期瘤体阻塞二尖瓣口，引起二尖瓣狭窄有关。

- 心电图异常：既往报道提示，心脏黏液瘤患者各种心电图异常的发生率可高达 70%，最常见为 ST-T 改变，其他包括窦性心动过缓或窦性心动过速、房早、房颤、房室传导阻滞等。因此一旦确诊应尽早手术治疗。

- 病理学特点：瘤体多自心壁凸入心腔内生长，瘤与心壁间有弹力纤维分割，其间只有血管穿过。肿瘤细胞呈星芒状，周围有"空晕"，可在血管周围呈网络状排列，形成"套管"。瘤组织有多分化性，基质内可见淋巴细胞、浆细胞、巨噬细胞、树突状细胞和肥大细胞及含铁血黄素沉积，钙化和骨化生也可出现，后者多发生于右房黏液瘤。此外，黏液瘤有复发和再发风险。脱落的瘤组织具有极强种植能力，可与栓塞部血管壁融合成一体，其良恶性判断除组织形态分化程度外，也要依据其生物学表现来综合判断。

- 超声心动图表现：
  - ➢ 二维表现：黏液瘤常表现为左房内等 - 低回声团块，当瘤体中心坏死时，团块中央可出现液性暗区。团块表面光滑或不规则，部分瘤体可呈分叶状，部分团块形态随心动周期变化，收缩期出现或变大，舒张期消失或变小。当肿瘤呈穗状，则表现为多个回声不等的斑点状回声团块。瘤体活动度大，可随心动周期往返于左房与左室间，并以瘤蒂附着于房间隔。典型的黏液瘤瘤蒂附着于卵圆孔边缘。心尖四心腔切面最适合于观察瘤体大小、活动度及瘤蒂附着点。

➢ M 型超声心动图：心底波群中见左房内团块状回声，收缩期出现或变大，舒张期消失或变小，可合并左房内径增大。二尖瓣波群中舒张期二尖瓣口开放时可见瘤体位于前后叶之间，阻塞瓣口，收缩期瘤体回到左房，二尖瓣前叶运动曲线 EF 斜率减低，但瓣叶回声正常。对少数无蒂的黏液瘤，M 型超声诊断敏感性较差。

➢ 四心腔及两心腔切面 CDFI：舒张期瘤体阻塞二尖瓣口，使血流通过左室流入道时明显受阻，仅在瘤体与二尖瓣前后叶见的狭窄间隙处可见明亮的红色射流束，当左室流入道严重受阻时，射流束可出现色彩倒错现象。部分患者瘤体在收缩期影响二尖瓣关闭，可在二尖瓣房侧探及收缩期反流信号。脉冲及连续波多普勒探测时，将取样容积置于 CDFI 所显示的射流束处，可记录到舒张期快速的血流信号，当瓣口显著狭窄时，可见 E 峰下降斜率减慢。

■ 经食管超声心动图：将探头置于食管的中段和下段，从 0°～180°扫查，可以全方位地显示左房病变，清楚地显示肿瘤的大小、蒂的附着部位及运动情况。四心腔及两心腔切面可清晰显示黏液瘤的蒂及其附着部位。但经食管超声心动图对患者有一定的刺激，加之黏液瘤可脱落，因此仅在 TTE 难以明确诊断的情况下进行，且在检查时应加倍仔细，动作轻缓，尽量缩短检查时间，以免发生意外。

■ 常见并发症：

➢ 栓塞事件：是最严重的并发症之一，对患者生存率及预后均有较大影响。黏液瘤为胶冻样或黏液样组织，质地偏脆，容易发生瘤体碎片脱落而导致血管栓塞，此外瘤体表面血栓脱落也是部分黏液瘤患者发生栓塞事件的可能原因。既往报道，心脏黏液瘤患者栓塞事件发生率可高达 20%～30%。根据既往研究，肿瘤的大小、形态、活动度及患者血小板计数、纤维蛋白原等因素均可能与栓塞事件的发生有关。原发于左心的黏液瘤多引起体循环栓塞，其中以脑栓塞最为多见；发生于右心的黏液瘤可导致肺动脉栓塞而出现突发呼吸困难、咯血、晕厥等症状。本例患者瘤体形态不规则，表面粗糙，回声欠均匀，故应警惕栓塞事件的发生。

➤ 黏液瘤综合征：黏液瘤综合征除有心腔内黏液瘤之外，还可合并下列情况：皮肤黏液瘤，黏液性乳腺纤维瘤，皮肤色素沉着，引起 Cushing 综合征的原发着色结节性肾上腺皮质增生，垂体腺瘤，睾丸瘤，特别是巨细胞钙化性 Sertoli 细胞瘤。黏液瘤综合征患者有多中心发生与遗传倾向。因此对于心脏黏液瘤的患者，尤其是年轻或多心腔发病者，应注意检查有无其他部位黏液瘤的存在，发现多源性黏液瘤时应高度重视家族性发病的可能。

【病例启示】

■ 超声心动图的重要性：心脏肿瘤通常应用超声心动图即可发现，而超声心动图诊断心脏肿瘤的主要目的是确定肿块的良、恶性，附着位置，肿瘤对血流的阻塞程度，各房室瓣功能，有无合并其他心脏器质性疾病及评估心脏功能，为手术选择提供参考依据，因此往往需要多切面观察，必要时需联合经食管超声心动图进行观察，以清晰显示肿瘤的位置、附着点和活动度。大部分心脏良性肿瘤，如心脏黏液瘤等，手术切除后远期效果良好，心功能多数可恢复正常，但也有复发的可能，因此有研究者建议心脏肿瘤患者术后至少前 4 年需每年复查超声心动图。

■ 本病例特征：由于瘤体活动度及形态变化较大，同时瘤体表面粗糙呈穗状，应警惕部分瘤体脱落导致栓塞事件的发生，应注意观察肿瘤的整体形态，必要时以 3D 成像辅助，若患者出现头痛、头晕、事物模糊等症状可联合 TCCD 进一步检查。

作者：曲湿晨，杨娅
单位：首都医科大学附属北京安贞医院超声心动图一部

病例 5

左室黏液瘤：下肢动脉反复栓塞的元凶

【病史、体征及相关检查】

患者，男性，42 岁。

主诉：间歇性跛行 3 年，加重 7 天。

现病史：患者 3 年前患者出现活动后下肢疼痛，休息后症状缓解，于外院诊断"下肢动脉栓塞"，分别于 3 年前（2010 年）、2013 年行动脉取栓术。7 天前患者再次出现上述症状并呈进行性加重，无发热、胸痛。为进一步诊治收入我院。自发病以来，患者饮食、二便正常，体重无明显下降。

既往史：患者既往体健，否认高血压、冠心病、糖尿病史。否认烟酒嗜好。

家族史：否认家族遗传病史。

体格检查：神清，精神可。皮肤、黏膜无出血。双肺呼吸音清，未闻及干、湿啰音。心前区无隆起，心尖搏动正常，心率 80 次／分，律齐，各瓣膜听诊区未闻及异常心音、病理性杂音。无双下肢水肿、畸形，肌力、肌张力正常。双侧膝腱反射正常，"Babinski 征"阴性。

其他辅助性检查：

➤ 凝血功能：凝血酶原时间（PT）10.3s，凝血酶原活动度（PTA）118.0%，国际标准化比率（INR）0.94，活化的部分凝血酶时间（APTT）32.1s，纤维蛋白原 2.80g/L，纤维蛋白降解产物 1.80μg/ml，D- 二聚体 102ng/ml。

➤ 胸部 X 线片：两肺纹理粗重，心影不大，右前斜位吞钡相食管未受压。

➤ 双下肢动脉 CDFI 超声：双侧下肢动脉多发斑块，双侧腘动脉延至胫腓干阻塞。

【超声心动图】

■ 左室长轴切面：心腔大小及室壁运动未见异常（图 2-5-1）。M 型超声显示室间隔和左室后壁厚度及运动正常，EF 为 69%

（图 2-5-2）。探头略下移显示左室心尖部，于左室心尖部心腔内可见一中等回声团块，边界清晰，有一定的活动度，可见一回声较强的蒂连于心尖部（图 2-5-3）。CDFI 显示左室流入道及流出道的血流未见异常（图 2-5-4）。

- 大动脉短轴切面：主动脉、肺动脉宽度及比例基本正常（图 2-5-5）。CDFI 显示主动脉、肺动脉内血流未见异常（图 2-5-6）。

- 乳头肌水平左室短轴切面：左室壁厚度及运动未见异常，左室腔内未见异常回声（图 2-5-7）。

- 心尖水平左室短轴切面：左室心尖部见一中等回声团块，边界清晰，呈圆形，大小为 16mm×16mm，有一定的活动度（图 2-5-8）。非典型心尖短轴切面显示左室心尖部的团块有一回声较强的蒂连于心尖部，蒂的长度为 8mm（图 2-5-9）。

- 心尖四心腔切面：左室心尖部见中等回声团块，有一定活动度（图 2-5-10）。

- 心尖两心腔切面：左室心尖部见中等回声团块，有一定活动度（图 2-5-11）。

- 心尖三心腔切面：左室心尖部见中等回声团块，有一定活动度（图 2-5-12）。

- 心尖五心腔切面：CDFI 显示左室流入道及流出道的血流未见异常（图 2-5-13 ～图 2-5-15）。

【超声心动图提示】

左室内占位性病变：黏液瘤可能性大。

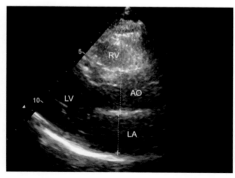

图 2-5-1　心腔大小基本正常
左室长轴切面：心腔大小及室壁运动未见异常

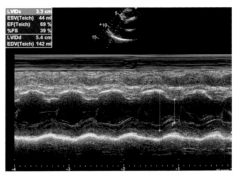

图 2-5-2 左室收缩功能正常

M 型超声显示室间隔和左室后壁厚度及运动正常，EF 为 69%

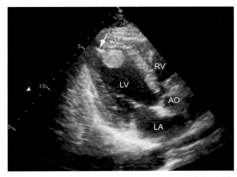

图 2-5-3 左室心尖部团块

在左室长轴切面基础上探头略下移显示左室心尖部，于左室心尖部心腔内可见一中等回声团块，边界清，有一定的活动度，可见一回声较强的蒂连于心尖部（箭头）

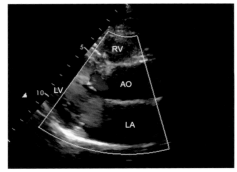

图 2-5-4 左心血流基本正常

左室长轴切面：CDFI 显示左室流入道及流出道的血流未见异常

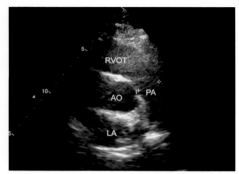

图 2-5-5　主动脉、肺动脉基本正常

大动脉短轴切面：主动脉、肺动脉宽度及比例基本正常

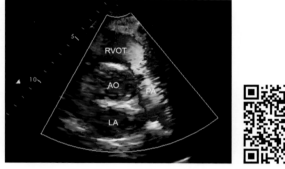

图 2-5-6　主动脉、肺动脉血流基本正常

大动脉短轴切面：CDFI 显示主动脉、肺动脉内血流未见异常

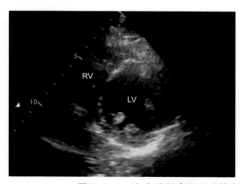

图 2-5-7　左室壁厚度及运动基本正常

乳头肌水平左室短轴切面：左室壁厚度及运动未见异常，左室腔内未见异常回声

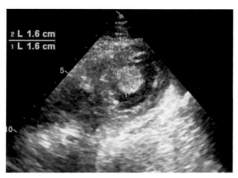

图 2-5-8　左室心尖部团块

心尖水平左室短轴切面：于左室心尖部见一中等回声团块，边界清晰，呈圆形，大小为 16mm×16mm，有一定的活动度

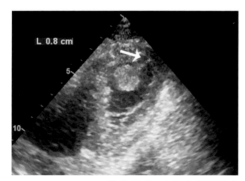

图 2-5-9　左室心尖部团块

非典型心尖短轴切面：左室心尖部有一中等回声团块的蒂连于心尖部，蒂的长度为 8mm（箭头）

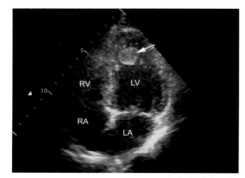

图 2-5-10　左室心尖部团块

心尖四心腔切面：左室心尖部见中等回声团块，有一定活动度（箭头）

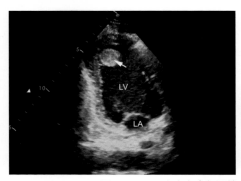

图 2-5-11　左室心尖部团块

心尖两心腔切面：左室心尖部见中等回声团块，有一定活动度（箭头）

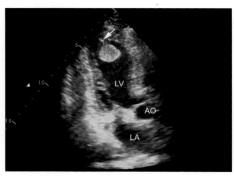

图 2-5-12　左室心尖部团块

心尖三心腔切面：左室心尖部见中等回声团块，有一定活动度，有一强回声的蒂连于心尖部（箭头）

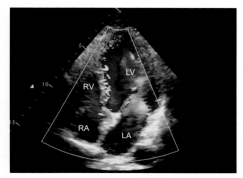

图 2-5-13　二尖瓣口血流正常

心尖四心腔切面：CDFI 显示二尖瓣口血流无异常

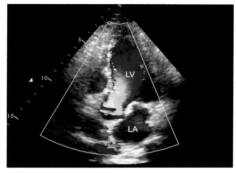

图 2-5-14　主动脉瓣口血流正常

心尖五心腔切面：CDFI 显示主动脉瓣口血流无异常

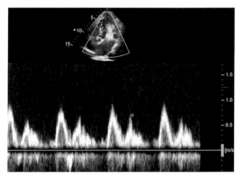

图 2-5-15　二尖瓣口血流频谱正常

心尖四心腔切面：CDFI 显示二尖瓣口血流频谱无异常

【鉴别诊断】

- 左室血栓：左室血栓多位于心肌梗死室壁运动异常的部位，多在心尖部。但该患者检查过程中未发现室壁运动异常，左室收缩和舒张功能均正常。无产生血栓的病理基础。
- 左室内乳头肌、异位肌束：正常变异，正常人及儿童均可见。

【外科手术】

　　患者入院后行左室肿物摘除术。术中可见左室内大小约16mm×10mm 的肿瘤，未见包膜，有细小蒂附着于左室心尖。

【病理结果】

左室黏液瘤。

【最终诊断】

- 左室黏液瘤;
- 下肢动脉栓塞。

【分析讨论】

- 栓塞:造成动脉栓塞的栓子主要来源包括心源性、医源性和血管源性,以心源性最为常见心源性栓子可源自风湿性心脏病、冠状动脉粥样硬化性心脏病、细菌性心内膜炎患者心室壁附着血栓脱落,人工心脏瓣膜附着血栓脱落,以及心脏肿瘤脱落等。
- 黏液瘤:心脏肿瘤是一种少见疾病,可分原发性和继发性。原发性心脏肿瘤以良性肿瘤较为多见,最为常见者是心脏黏液瘤。黏液瘤占整个心脏肿瘤的 30% ～ 40%,占良性心脏肿瘤的 40% ～ 50%。黏液瘤通常发生于各个心腔的内膜面,约 75% 见于左房,其次为右房(约 20%),仅约 5% 发生于左室和右室;90% 以上黏液瘤为单发,少数可为多发(5%)。无论黏液瘤位于何种心脏部位,瘤体形态、组织学表现大致相似;黏液瘤外形多样,多为圆形或椭圆形,亦可呈块状、分叶状;肿瘤常大小不一;瘤体表面一般较为光滑,多数可附着新鲜或机化血栓。黏液瘤患者的临床表现不一,主要症状为血流阻塞现象、栓塞症状和全身症状,瘤体小且蒂短,患者可无任何临床症状。心脏黏液瘤多可经手术彻底根除,但部分患者可复发,复发率为 5% ～ 14%。
- 本病例外周血管栓塞的表现:本例患者此次入院经超声心动图证实心脏黏液瘤诊断,既往下肢动脉栓塞事件考虑可能是心脏黏液瘤体脱落或是表面附着血栓脱落导致动脉栓塞有关。

【经验教训】

- 本例患者曾于外院两次行下肢动脉取栓术,均未寻找引起下肢动脉栓塞栓子的来源,因而患者症状持续存在。
- 本病例提示在确定诊断动脉栓塞同时,医师还应针对致动脉栓塞病因行相应检查,以利于制定整体治疗方案。
- 致动脉栓塞的栓子以心源性栓子最为常见,因此存在动脉栓塞病史患者均应常规接受超声心动图检查。

- 如经胸超声心动图图像显示欠佳，可进一步行经食道超声心动图确诊。只有切断栓子来源，才能根治动脉栓塞。

【病例启示】

- 对于下肢动脉栓塞的患者应寻找栓子来源。
- 超声心动图是诊断心源性栓子的重要方法。

作者：杨娇，李嵘娟，杨娅
单位：首都医科大学附属北京儿童医院／首都医科大学附属北京安贞医院超声心动图一部

病例 6

双心房黏液瘤：超声心动图确诊双心房 黏液瘤并指导手术决策

【病史、体征及相关检查】

患者，女性，52 岁。

主诉：活动后胸闷、憋气、乏力 1 个月余。

现病史：患者 1 个月前出现活动后胸闷、憋气、乏力。在国外就诊，超声心动图检查提示"右房占位性病变（黏液瘤可能）、三尖瓣反流"。回国后外院超声心动图检查，表现为右房内可见中等回声团块，以短细蒂附着于房间隔中部，大小约 28mm×21mm，团块表面局部可见钙化灶，位置基本固定。主动脉瓣叶钙化灶，舒张期见轻微反流。超声提示：右房占位性病变，黏液瘤可能性大；主动脉瓣退行性变并轻微主动脉瓣反流。遂来我院就诊，为进一步诊治收入院。

既往史：否认高血压、糖尿病、冠心病史及相应家族史。

体格检查：体温 36.2℃，脉搏 75 次 / 分，呼吸 19 次 / 分，血压 110/75 mmHg。神清，精神可。无发绀、无颈静脉怒张。双肺呼吸音清，未闻及干、湿啰音及哮鸣音。心界不大，心率 75 次 / 分，律齐，心音有力，各瓣膜听诊区未闻及病理性杂音及附加音。腹软，无压痛、反跳痛及肌紧张，肝、脾肋下未触及，肠鸣音 5 次 / 分。双下肢无水肿。

辅助检查：

➢ 血常规：白细胞计数 $3.45×10^9$/L，中性粒细胞百分比 52.6%，血红蛋白 176 g/L，血小板计数 $135×10^9$/L。

➢ 生化检查：K^+ 3.76mmol/L，Na^+ 137.8 mmol/L，Cl^- 103.63mmol/L。尿常规、血脂、血糖、肌酸激酶和凝血分析均正常。

➢ 心电图：窦性心动过缓，大致正常心电图。

➢ 胸部 X 线片：胸廓对称，骨结构完整；两肺纹理粗重；主动脉增宽迂曲；心影大；双膈面及膈角可辨。

➢ 冠状动脉造影：左冠状动脉主干、前降支、回旋支、各分支血管管壁及右冠状动脉管壁不规则，提示动脉硬化性改变。

【超声心动图】

- 胸骨旁左室长轴切面：心脏房室比例基本正常（图 2-6-1）。CDFI 二尖瓣和主动脉瓣口血流未见异常（图 2-6-2）。
- 右室流入道切面：右房内可见类圆形稍强回声团块，病变未累及三尖瓣（图 2-6-3）。CDFI 右室流入道未见高速花色血流信号，血流绕行于肿瘤周围，上下腔静脉及流入道未见明显梗阻现象（图 2-6-4）。
- 大动脉短轴切面：右房内可见类圆形稍强回声团块，起自房间隔卵圆窝处，与房间隔关系密切，未见明显的蒂（图 2-6-5）。CDFI 见血流绕行于肿瘤周围，下腔静脉及流入道未见明显梗阻现象（图 2-6-6）。
- 心尖四心腔切面：自卵圆窝处可见稍强回声团块分别向左右房突起，右房侧团块呈类圆形，左房侧亦可见一较小的形态不规则团块。团块与房间隔关系密切（图 2-6-7）。CDFI 右室流入道未见高速花色血流信号，血流绕行于肿瘤周围，上下腔静脉及流入道未见明显梗阻现象（图 2-6-8）。
- 剑下双房切面：自卵圆窝处可见稍强回声团块分别向左右房突起；右房侧团块较大，呈类圆形，大小约 25mm×20mm；左房侧团块较小，形态不规则大小约 12mm×8mm。左右房实质性团块与房间隔关系密切，未见明显的蒂（图 2-6-9，图 2-6-10）。CDFI 显示上下腔内血流通畅，无明显梗阻现象，右房内的血流绕行于肿瘤周围（图 2-6-11）。

【超声心动图提示】

- 左右房内实质性占位性病变：黏液瘤可能。

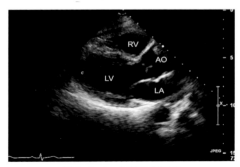

图 2-6-1 心腔比例正常

胸骨旁左室长轴切面：心脏房室比例基本正常

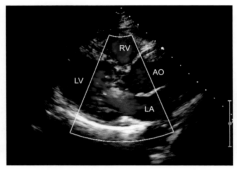

图 2-6-2　左心瓣膜血流基本正常

胸骨旁左室长轴切面 CDFI 二尖瓣和主动脉瓣口血流未见异常

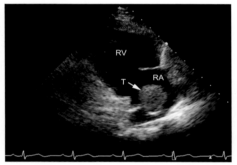

图 2-6-3　右房内实质性团块

右室流入道切面右房内可见类圆形稍强回声团块，未累及三尖瓣（箭头）

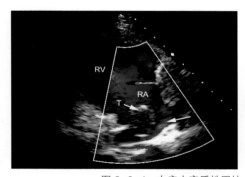

图 2-6-4　右房内实质性团块

右室流入道切面 CDFI 右室流入道未见高速花色血流信号，血流绕行于肿瘤周围（箭头），上下腔静脉及流入道未见明显梗阻现象

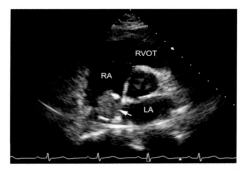

图 2-6-5　右房内实质性团块附着于房间隔

大动脉短轴切面见右房内可见类圆形稍强回声团块，起自并附着于房间隔卵圆窝处，未见明显的蒂（箭头）

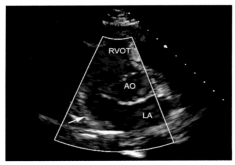

图 2-6-6　右房内实质性团块

CDFI 显示下腔静脉血流进入右房，血流绕行于肿瘤周围（箭头），下腔静脉及流入道未见明显梗阻现象

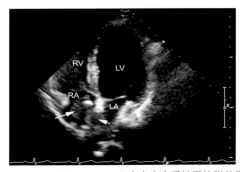

图 2-6-7　左右房内实质性团块附着于房间隔

心尖四心腔切面自卵圆窝处可见稍强回声团块分别向左右房突起，右房侧团块呈类圆形（长箭头），左房侧亦可见一较小的形态不规则团块（短箭头）。团块与房间隔关系密切

图 2-6-8　左右房内实质性团块附着于房间隔

CDFI 显示右房内的血流绕行于肿瘤周围（箭头）

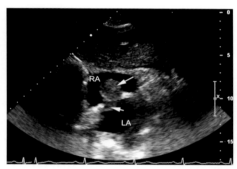

图 2-6-9　左右房内实质性团块附着于房间隔

剑下双房切面显示自卵圆窝处可见稍强回声团块分别向左右房突起；右房侧团块较大，呈类圆形（长箭头）；左房侧团块较小，形态不规则（短箭头）；两团块与房间隔关系密切，未见明显的蒂

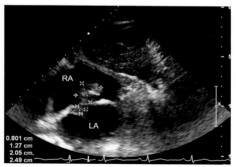

图 2-6-10　左右房内实质性团块附着于房间隔

剑下双房切面显示右房侧团块大小约 25mm×20mm，左房侧团块大小约 12mm×8mm

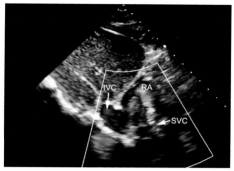

图 2-6-11　左右房内实质性团块及腔静脉血流

剑下双房切面 CDFI 显示上下腔内血流通畅，无明显梗阻现象，右房内的血流绕行于肿瘤周围（箭头）；SVC：上腔静脉

【鉴别诊断】

须与心房内实质性占位性病变相鉴别。

- 血栓形成：心房形成血栓有相应的病变基础，如双心室流入道梗阻，房颤等，或由腔静脉血栓迁移至右房。血栓的附着部位多在心房侧壁或顶部，很少附着于房间隔。本病例无上述病变基础，且附着部位在房间隔。因此不考虑为血栓。

- 心房其他肿瘤：单纯从超声图像上很难将黏液瘤与其他心脏肿瘤相鉴别。本病例黏液瘤的征象不典型，无蒂，活动度小。从肿瘤的发生率来看，黏液瘤的可能性大。

【外科手术】

入院后行"心房肿瘤切除术"。

- 手术室术前行经食管超声心动图显示：双心房切面可见房间隔卵圆窝稍强回声团块分别向左房、右房突起；二者与房间隔无明显分界，未见明显的蒂；左房、右房瘤体似为一体。右房侧团块较大、呈类圆形，大小约23.5mm×23.6mm。左房侧团块较小、形状不规则，大小约11.2mm×16.4mm，随心动周期小幅摆动。三尖瓣无受累（图 2-6-12 ～图 2-6-14）。CDFI 未见明显花色血流信号，上腔静脉、下腔静脉、右室流出道未见梗阻（图 2-6-15 ～图 2-6-17）。三维超声成像房间隔两侧亦可见瘤体附着（图 2-6-18）。

■ 术中表现：手术中见房间隔近卵圆窝处有一紫红色类圆形肿物，未见明显瘤蒂。沿瘤体根部作同心圆将房间隔切开，见始于房间隔卵圆窝部左房面有一凸向左房腔的紫红色似椭圆形肿瘤，遂完整切除左、右房瘤体及肿瘤附着处的房间隔（图 2-6-19）。右房瘤体大小 29mm×27mm，左房瘤体大小 20mm×1.3mm。双侧瘤体根部均起自房间隔，呈哑铃状；瘤体暗褐色，胶冻状，部分纤维化（图 2-6-20）。

【病理结果】

心房黏液瘤，根部可见心肌组织（图 2-6-21）。

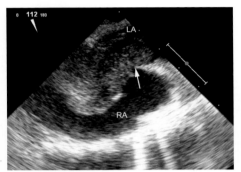

图 2-6-12 双房黏液瘤术前经食管超声心动图

双心房切面可见房间隔卵圆窝稍强回声团块分别向左、右房突起，二者均附着于房间隔（箭头），未见明显的蒂

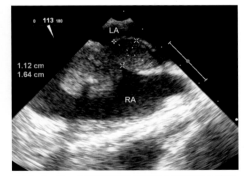

图 2-6-13 双房黏液瘤术前经食管超声心动图

双心房切面可见房间隔卵圆窝稍强回声团块分别向左、右房突起，左房肿块大小为 11mm×16mm

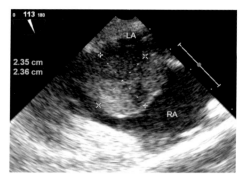

图 2-6-14　双房黏液瘤术前经食管超声心动图

双心房切面可见房间隔卵圆窝稍强回声团块，右房肿块大小为 23mm×23mm

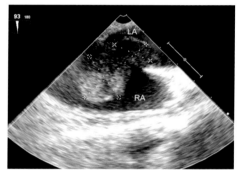

图 2-6-15　双房黏液瘤术前经食管超声心动图及心房内血流

CDFI 显示左右房内未见明显花色血流信号

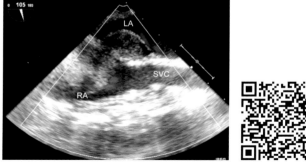

图 2-6-16　双房黏液瘤术前经食管超声心动图及心房内血流

CDFI 显示左右房内未见明显花色血流信号，重点显示上腔静脉进入右房内的血流无受阻征象

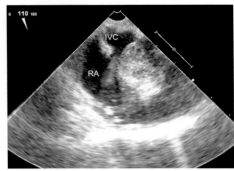

图 2-6-17　双房黏液瘤术前经食管超声心动图及心房内血流

CDFI 显示左右房内未见明显花色血流信号，重点显示下腔静脉进入右房内的血流无受阻征象

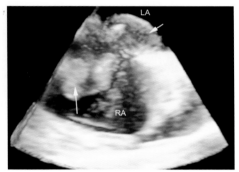

图 2-6-18　双房黏液瘤术前经食管三维超声心动图

三维超声成像左房、右房瘤体均起自房间隔，房间隔两侧亦可见瘤体附着，左房内肿块较小（短箭头），右房内肿块较大（长箭头）

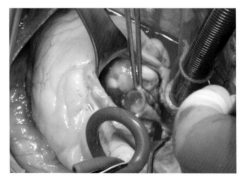

图 2-6-19　术中肿瘤表现

右房瘤体、房间隔及左房瘤体（钳夹部位）

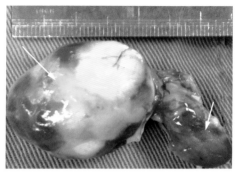

图 2-6-20　手术切除瘤体标本

双心房瘤体、房间隔，右房瘤体大小 29mm×27mm（长箭头），左房瘤体大小 20mm×13mm（短箭头）；双侧瘤体部均起自房间隔，无蒂，呈哑铃状，瘤体暗褐色、胶冻状，部分纤维化

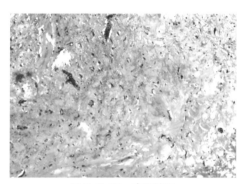

图 2-6-21　病理结果

手术切除瘤体标本病理提示心房黏液瘤（HE 染色，×100）

【最终诊断】

左右房黏液瘤。

【分析讨论】

■ 心脏黏液瘤的特点：黏液瘤是较常见的原发性心脏良性肿瘤，占所有心脏良性肿瘤的 40% ～ 50%。黏液瘤可发生于任何年龄，以 30 ～ 60 岁最为常见，一般女性较男性好发。心脏黏液瘤大多为散发，也有呈一定家族性发病倾向报道。超声心动图是确诊本病的重要方法。黏液瘤常见于心腔心内膜面，为单

发，多有蒂附着。据统计，左房黏液瘤发生率为 75%，右房黏液瘤发生率为 15% ～ 20%，左室、右室黏液瘤发生率均为 3% ～ 4%，肿瘤发生于多个心腔或单心腔内多发的概率较小，其中双心房黏液瘤发生率仅为 1% ～ 3%。

- 心脏黏液瘤的分型：根据心脏黏流瘤的形态特点，可分为三型：团块型，即瘤体呈实质性，表面有完整包膜附着，较少发生瘤体碎裂；息肉型，即瘤体呈息肉样或葡萄串，外膜为上皮细胞，易碎裂导致栓塞；混合型，即上述两种特征混合存在。本例双心房黏液瘤患者的左房、右房瘤体通过卵圆窝共用一蒂相连，此现象国内外均鲜有报道。有学者认为，这是由于蒂向两侧同时生长，或一侧首发黏液瘤而后向对侧浸润生长导致。对于瘤体较小者，可无任何血流动力学改变；若瘤体较大、活动性较高、距瓣膜口较近，可继发心腔流入系统或流出系统梗阻。瘤体长时间往返于房室瓣口，可损伤心脏瓣膜导致瓣膜关闭不全，体格检查可闻及心脏杂音、肿瘤扑落音，并可随体位改变而变化。

- 心脏黏液瘤患者的常见临床表现：可为肿瘤碎片、肿瘤表面血栓脱落所致体循环、肺循环栓塞相关症状，包括腹痛、肢体疼痛／坏死、胸痛等，继发脑血管栓塞患者可出现昏迷、偏瘫、失语；血流阻塞相关症状，如心悸、气短、端坐呼吸、晕厥、咯血、闻及心脏杂音／肿瘤扑落音等；还可出现相关全身性反应，如发热、消瘦、食欲不振、乏力、关节／肌肉疼痛、杵状指（趾）及贫血、红细胞沉降率增快、球蛋白升高、肌酐激酶／转氨酶升高。患者心电图可见心房颤动、束支传导阻滞和异常 P 波，胸部 X 线片可有心影扩大、肺淤血及肺动脉高压表现，二者和心内造影检查均对心脏黏液瘤诊断缺乏特异性。

- 心脏黏液瘤的特征性超声心动图表现：超声心动图是一种简便、无创、费用相对较低的心血管影像学方法，可以准确诊断肿瘤的形状、大小、数目、附着部位、瘤蒂长短、活动范围、表面特征、回声、瘤体有无粘连及心脏瓣膜梗阻情况。心脏黏液瘤的二维超声心动图通常表现为心房致密性均匀回声团快，多位于卵圆窝边缘，大小不一，呈卵圆形或类圆形，少数有分叶，柔顺度较大；收缩期多为类圆形，舒张期移向房室瓣口，呈椭圆形，其内可有斑点状强回声（钙化）或液性暗区（液化）；瘤体表面光滑或有"穗状"小突起。M 型超声心动图所见：心房内块状或棉絮状反射，随心脏收缩、舒张上下摆动，房室瓣瓣后可见一束状或云团状反射，在心脏收缩或舒张时随瓣叶上下摆动；心室腔内，舒张期可见团块状回声，可使心室边缘模糊，收缩时瘤体返回心房致右室肿瘤反射消失。CDFI 超声心动图可判断心室流出道梗阻情况，梗阻患者可出现瘤体与瓣叶间明亮红色血流信号，并探及舒张期正向实填频谱。经食管超声心动图可全方位显示心房黏液瘤的大小、蒂附着部位、运动及瓣叶受累情况，对于右房黏液瘤患者还可显示上、下腔静脉长轴及其入口，较经胸超声心动图更具优势。

- 超声心动图对心脏黏液瘤外科治疗的指导意义：首先，超声心动图可以确诊心脏黏液瘤的位置、数目及附着部位，外科医师可据此选择适宜的手术方式。如为右房单发黏液瘤，仅需开胸后切开右房，完整切除肿物、蒂及周围部分心内膜后缝合右房即可，瘤体较小患者甚至可在不中止自体循环条件下完成手术。如为左房黏液瘤，需在开胸后切开右房，可见房间隔因肿物造成突起，于此处切开房间隔，继而切除左房肿物、蒂及周围房间隔组织，修补房间隔后缝合右房即可。如为双心房黏液瘤，也需开胸后切开右房，沿右房瘤蒂同心圆形切开房间隔，根据左房瘤体、瘤蒂形态及大小切除房间隔、周围组织，行房间隔修补、缝合右房后关胸。手术要点在于完整切除瘤体、瘤蒂，以及足够的房间隔组织，减少复发率。基于此，三种手术方式在术中均无法避免房间隔缺损，故应于术中行房间隔修补。再者，超声心动图还可通过判断瘤蒂的附着位置、附着面大小、瘤蒂长短，协助术者预判术中房间隔切除范围。复发的心脏黏液瘤瘤体细胞多来源于术后房间隔残余心内膜下层有分化潜能的原始间质细胞，若术中瘤蒂周围房间隔切除范围不足，复发可能性必将显著提高。因此，为减少术后复发，通常心脏黏液瘤切除术需要完整或扩大切除瘤蒂及附着部位。目前，对于瘤蒂周围正常组织切除范围尚存在争议。一种观点认为，切除瘤蒂根部及周围少量正常心内膜组织即可；另有学者提出，需切除瘤蒂根部及周围 10mm 范围内全层组织。因此，术前亟须超声心动图重点探查瘤体数目、有无蒂及附着部位。

- 本病例外院漏诊分析：本例患者在国外、国内外院所行两次经胸超声心动图均诊断为右房黏液瘤，未能检出左房肿物。分析原因可能与左房肿瘤较小有关，另一原因可能是在检查过程中未能准确识别房间隔的结构，而将左房内较小的肿瘤误认为是右房的肿瘤。若以此为手术依据，仅切除右房黏液瘤而遗留左房肿物的概率较高，进而患者需要再次开胸手术风险相应增加。该患者于我院就诊后，复查经胸超声心动图确诊为双心房黏液瘤，采取相应手术干预，彻底切除双心房瘤体、瘤蒂，以及较大范围房间隔，可有效降低复发概率。

■ 心脏黏液瘤的超声心动图鉴别诊断：超声心动图对心脏黏液瘤的鉴别诊断同样发挥不可或缺的重要地位。本例心脏黏液瘤一般须与右房血栓、三尖瓣赘生物、乳头状瘤、欧氏瓣、希阿利网、冠状窦瓣、房间隔膨胀瘤，右心起搏器导管及其附着血栓相鉴别。上述疾病或解剖结构的超声心动图表现与心脏黏液瘤在部位、形态、附着、活动度方面均存在显著差异。右房血栓与之鉴别较为困难，但血栓多为圆形，形态固定不变、回声较强，且与心房无任何连接，活动性血栓活动幅度较大、无固定轨迹；而黏液瘤通过蒂与心房相连，活动有一定限制，且有一定轨迹。三尖瓣赘生物为与三尖瓣结合较紧密的，大小不等的，回声不均的团块，活动度较小；而附着于三尖瓣上的黏液瘤较为疏松，回声低且尚均匀，通过蒂与瓣叶相连，有一定活动度。

【病例启示】

■ 超声心动图是诊断心脏黏液瘤的重要影像学方法之一。超声医师应对瘤体大小、形态、蒂的长短及附着部位等进行尽可能详尽地描述。

■ 要特别关注附着于房间隔上的瘤体是否存在于双侧心房，以协助外科手术治疗。

■ 由于单心房黏液瘤的手术方式与双心房黏液瘤手术方式截然不同，因此，为进一步诊断并减少复发，必要时可应用经食道超声心动图进行鉴别。

■ 经食道超声心动图可全面显示瘤体病理形态和血流动力学改变，对瘤体整体轮廓清晰显示、辨别其附着部位，特别是对多发的及形体较小的黏液瘤而言更为重要，减少漏诊及误诊。

作者：李宜嘉，杨娅
单位：首都医科大学附属北京安贞医院超声心动图一部

病例 7

可能的右房黏液瘤：两年的随访观察

【病史】

患者，男性，69 岁。

主诉：发现右房占位 5 年余。

现病史：患者 5 年前于当地体检行超声心动图发现"右房占位：黏液瘤可能"。自发现以来偶感腹胀、久站后下肢肿胀，无胸闷、胸痛、心悸、气促，无腹痛、腹泻、恶心、呕吐，无泡沫尿、夜尿增多等。为随访就诊于我院门诊行超声心动图检查。

既往史及个人史：30 余年前当地卫生院，多次非同日测血压高于 140/90mmHg，最高达 160/106mmHg，诊断"高血压病"。平日服用"贝那普利、拉西地平片"控制血压，血压波动于 130 ~ 140/80 ~ 90mmHg。17 年前诊断为"2 型糖尿病"，先后服用"格列本脲片、二甲双胍、格列齐特片"等药物。7 年前出现双下肢麻木感，诊断"2 型糖尿病并周围神经病变、糖尿病肾病"，治疗后症状好转。目前规律服药，血糖波动于 10mmol/L（空腹）左右，13 ~ 14mmol/L（餐后 2 小时），双下肢仍有麻木感。出生在福建省福州市，久居福建省，生活起居尚规律，吸烟 30 余年，平均 20 支／日，已戒烟 10 余年。饮酒 20 余年，常饮自制红酒，约 1 斤／天，已戒酒 10 年。

体格检查：体温 36.2℃，脉搏 79 次／分，呼吸频率 18 次／分，血压 160/90mmHg。心前区无杂音。

【超声心动图】

- 心尖四心腔切面：右房扩大，余心腔大小基本正常；右房顶部近房间隔处见一表面光滑清晰的类圆形团块，回声不均匀，内呈低回声，并可见少许斑点状强回声；房间隔向左房侧偏移；瘤体宽基底附着于卵圆窝，活动度小，不随心动周期摆动；瘤体距三尖瓣较远，不影响三尖瓣启闭活动（图 2-7-1）。

- 大动脉短轴切面：右房内的团块位于右房顶部近房间隔处，并近下腔静脉 - 右房入口处，致下腔静脉入口处变窄；瘤体无明显的活动。CDFI 显示下腔静脉入口处血流速度加快，色彩倒错（图 2-7-2）。

- 剑下四心腔切面：右房顶部近下腔静脉入口处见内部回声偏低的团块，附着于房间隔；瘤体距三尖瓣较远（图 2-7-3）。
- 剑下大动脉短轴切面：右房顶部近下腔静脉入口处的团块阻塞下腔静脉的入口，使下腔静脉变窄；瘤体表面光滑；房间隔明显偏向左房（图 2-7-4）。
- 剑下腔静脉长轴切面：右房内不匀均回声的团块阻塞下腔静脉入口，致下腔静脉入口处变窄；对上腔静脉无影响（图 2-7-5）。CDFI 显示下腔静脉血流受阻，上腔静脉无影响（图 2-7-6）。M 型超声见下腔静脉增宽，呼气时内径 25mm，吸气时内径 12mm（图 2-7-7）。

【超声心动图提示】

- 右房内实质性占位性病变：黏液瘤可能；
- 下腔静脉血流受阻。

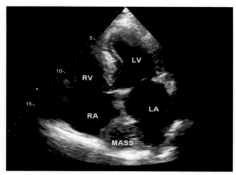

图 2-7-1　右房内实质性团块

心尖四心腔切面可见肿物主要位于右房顶部，与房间隔分界不清，余边缘清晰，内呈不均匀低回声；瘤体无明显活动度

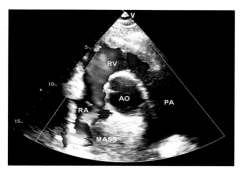

图 2-7-2　右房内实质性团块阻塞下腔静脉血流

大动脉短轴切面见右房内的团块位于右房顶部近房间隔处，并近下腔静脉－右房入口处，致下腔静脉入口处变窄；瘤体无明显的活动。CDFI 显示下腔静脉入口处血流速度加快，色彩倒错

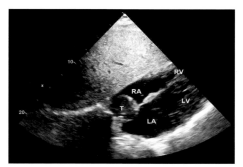

图 2-7-3　右房内实质性团块阻塞下腔静脉

剑突下四心腔切面可见瘤体以宽基底附着于卵圆窝，为表面光滑清晰的类圆形，内呈低回声，并可见少许斑点状强回声；瘤体阻塞下腔静脉

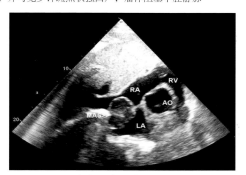

图 2-7-4　右房内实质性团块阻塞下腔静脉

剑下大动脉短轴切面见右房顶部近下腔静脉入口处的团块阻塞下腔静脉的入口，使下腔静脉变窄；瘤体表面光滑；房间隔明显偏向左房

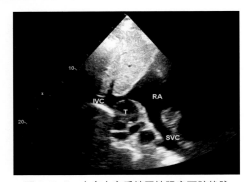

图 2-7-5　右房内实质性团块阻塞下腔静脉

剑下上、下腔静脉长轴切面右房内不匀均回声的团块阻塞下腔静脉入口，致下腔静脉入口处变窄；对上腔静脉无影响

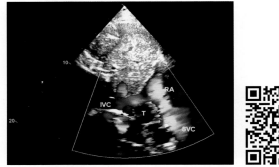

图 2-7-6　右房内实质性团块阻塞下腔静脉血流

剑下上、下腔静脉长轴切面 CDFI 显示下腔静脉血流受阻，上腔静脉无影响

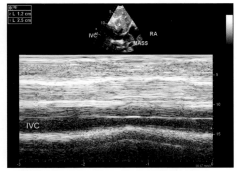

图 2-7-7　右房内实质性团块阻塞下腔静脉

M 型超声见下腔静脉增宽，呼气时内径 25mm，吸气时内径 12mm

【诊治经过】

- 患者未接受外科手术治疗，随访观察。
- 随访 2 年，生长速度缓慢，肿瘤无明显增大（图 2-7-8，图 2-7-9）。

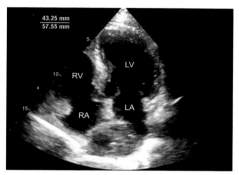

图 2-7-8　右房内实质性团块
心尖四心腔切面肿块大小为 43mm × 57mm

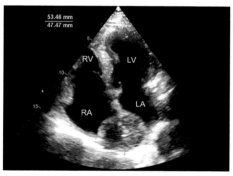

图 2-7-9　右房内实质性团块 2 年后复查
心尖四心腔切面肿块大小为 47mm × 53mm

【鉴别诊断】

- 右房血栓：附壁的血栓与右房附着面较广，活动度小，形态多为圆形或类圆形，与右房黏液瘤不易区分，但右房血栓多在与三尖瓣狭窄及其他导致右房排空障碍病变的基础上发生，且血栓多呈较强回声，必要时可试验性溶栓治疗并动态观察。

- 三尖瓣赘生物与乳头状瘤：活动度好的右房黏液瘤须与之鉴别。前者多发生于风湿性瓣膜病、感染性心内膜炎、先天性心脏病的患者，表现为紧密附着于瓣叶上的大小不等形态各异的强回声团块，回声一般高于黏液瘤。后者通常起源于心脏瓣膜或邻近心内膜，最常见于 60 岁以上者，常位于瓣膜的下游，如三尖瓣心室侧；瘤体通常较小，与瓣膜附着面较广。
- 脂肪瘤和房间隔脂肪瘤样肥厚：脂肪瘤可生长于心脏任何部位，最常见于左室或右房，可位于心包下或心内膜下。心内膜下的脂肪瘤通常无蒂，可位于心肌组织内，也可凸向心腔生长。脂肪瘤生长缓慢，多数患者无症状，与黏液瘤不同之处在于，脂肪瘤无自主活动性且回声较强。房间隔脂肪瘤样肥厚亦可被误认为肿瘤，但通常脂肪瘤样肥厚仅累及房间隔上部和下部，而不累及卵圆窝部位。本病例无蒂，与发生于房间隔的其他肿瘤相鉴别困难。本病例未手术，无病理结果。结合患者的一般表现及肿瘤的发生率，考虑黏液瘤可能性大。
- 希阿利网：该结构是残留的胚胎时期的静脉窦，正常尸检的发生率为 2%～3%，是从冠状窦瓣和下腔静脉瓣穿过右房内部延伸至界嵴的纤维网。超声心动图显示为右房内活动的回声较强的膜性结构，由下腔静脉口延伸至房间隔或三尖瓣，可以高速扑动。

【最终诊断】

右房内实质性占位性病变：黏液瘤可能。

【分析讨论】

- 黏液瘤的流行病学特点：是成人中最常见的心脏原发肿瘤，约占心脏肿瘤的 30%～40%，良性肿瘤的 40%～50%。黏液瘤可见于任何年龄，但常见于 30～60 岁。黏液瘤可发生于心脏各房室，最常见部位为左房（75%），其次为右房（15%），少部分可累及心室（5%）。黏液瘤多为单发，多发者多发生于卵圆窝和心室以外的部位，通常为遗传性心脏黏液瘤。
- 黏液瘤的临床表现：包括心腔内血流阻塞、动脉栓塞、心律失常及进行性加重的全身反应。左房黏液瘤临床表现可类似于二尖瓣狭窄，有些黏液瘤患者以动脉栓塞为首发症状。当肿瘤造成瓣膜狭窄或关闭不全时，听诊可闻及瓣膜狭窄或关闭不全的杂音，带蒂且活动性好的肿瘤常可闻及特征性的扑落音。

- 黏液瘤的病理学特点：瘤体多自心壁凸入心腔内生长，瘤与心壁间有弹力纤维分割，其间只有血管穿过。肿瘤细胞呈星芒状，周围有"空晕"，可在血管周围呈网络状排列，形成"套管"。瘤组织有多分化性，基质内可见淋巴细胞、浆细胞、巨噬细胞、树突状细胞和肥大细胞及含铁血黄素沉积，钙化和骨化生也可出现，后者多发生于右房黏液瘤。此外，黏液瘤有复发和再发风险。脱落的瘤组织具有极强种植能力，可与栓塞部血管壁融合成一体，其良恶性判断除组织形态分化程度外，也要依据其生物学表现来综合判断。

- 黏液瘤的超声心动图特征性表现：

  ➢ 左房黏液瘤：一般有蒂，基底常位于房间隔卵圆窝处，呈卵圆形或不规则；肿瘤回声均匀，偶可有低回声或钙化；活动度大，收缩期团块主要局限于左房内，舒张期来回摆动可进出二尖瓣口，引起二尖瓣口血流阻塞或反流；因此，发现左房黏液瘤时必须对二尖瓣功能进行评估。M型超声心动图可于心底波群中见左房团块状回声，收缩期出现或变大，舒张期消失或变小，此为特征性表现；黏液瘤活动度较大时二尖瓣前后叶之间可见团块状回声，但二尖瓣无增厚表现。

  ➢ 右房黏液瘤：瘤体外形及回声类似于左房黏液瘤，但通常基底较宽，可附着于房间隔或右房房壁；超声可帮助了解三尖瓣和右房流入道的血流动力学情况。

  ➢ 经食管超声心动图：将探头置于食管的中段和下段，从0°～180°扫查，可以全方位地显示右房病变，清楚地显示肿瘤的大小、蒂的附着部位及运动情况，由于上腔静脉的近端及其入口在经胸超声心动图探查时是一盲区，剑下探查虽可显示下腔静脉，但对其入口及入口周围的右房壁则难以显示清楚，经食管超声心动图可显示上、下腔静脉长轴及其入口，因而对发生于该部位的黏液瘤可清晰地显示，与经胸壁超声心动图比较有其优势。但经食管超声心动图对患者有一定的刺激，加之黏液瘤可脱落，因此在检查时应加倍仔细，动作轻缓，尽量缩短检查时间，以免发生意外。

  ➢ 心脏肿瘤阻塞瓣口可导致心力衰竭或心脏骤停，而栓塞事件是心脏黏液瘤最严重的并发症之一，对患者生存率及预后均有较大影响。黏液瘤为胶冻样或黏液样组织，质地偏脆，容易发生瘤体碎片脱落而导致血管栓塞，此外瘤体表面血栓脱落也是部分黏液瘤患者发生栓塞事件的可能原因。既往报道心脏黏液瘤患者栓塞事件发生率可高达20%～30%。根据既往研究，肿瘤的大小、形态、活动度及患者血小板计数、纤维蛋白原等因素均可能与栓塞事件的发生有关。原发于左心的黏液瘤多引起体循环栓塞，其中以脑栓塞最为多见；而发生于右心的黏液瘤可导致肺动脉栓塞而出现突发呼吸困难、咯血、晕厥等症状。此外，既往报道提示，心脏黏液瘤患者各种心电图异常的发生率可高达70%，最常见为ST-T改变，其他包括窦性心动过缓或窦性心动过速、房早、房颤、房室传导阻滞等。因此一旦确诊应尽早手术治疗。本例患者由于年龄较大，并发症较多，手术风险较大，且瘤体活动度差，表面光滑，与患者及家属沟通后，患者表示知晓风险并拒绝手术，接受定期随访。

【病例启示】

■ 超声心动图的重要性：心房黏液瘤通常应用超声心动图即可诊断，而超声心动图在诊断黏液瘤的主要目的是确定肿块附着位置，明确肿瘤对血流的阻塞程度、各房室瓣功能、有无合并其他心脏器质性疾病及评估心脏功能，围手术选择提供参考依据，因此往往需要多切面观察，必要时需联合经食管超声心动图进行观察，以清晰显示肿瘤的位置、附着点和活动度。

■ 手术及随访：大部分心脏良性肿瘤，如心脏黏液瘤等，手术切除后远期效果良好，心功能多数可恢复正常。但也有复发的可能，因此有研究者建议心脏肿瘤患者术后至少前4年需每年复查超声心动图。本病例患者不愿接受手术治疗，定期的超声心动图复查监测肿瘤的变化。

作者：曲滟晨，杨娅
单位：福建医科大学附属第一医院／首都医科大学附属北京安贞医院超声心动图一部

病例8

右心黏液瘤：不典型肝损害就诊的黏液瘤

【病史、体征及相关检查】

患者，男性，44岁。

主诉：腹痛，转氨酶升高8个月余，加重4天。

现病史：患者8个月前因腹痛检查肝功能异常住院。转氨酶升高，总胆红素27.3μmol/L，碱性磷酸酶151.7U/L，GGT 144.9U/L。病毒性肝炎抗体阴性，自身免疫肝病抗体阴性，肿瘤标志物正常。腹部超声未见异常；腹部CTA提示肝动脉期弥漫异常灌注，考虑血管畸形？遗传性出血性毛细血管扩张症(HHT)不除外。诊断考虑"急性肝损伤"，保肝治疗后好转出院。4天前患者复查提示肝功能异常再次收入消化科。Alb 37.7g/L，Tbil 68.4μmol/L，碱性磷酸酶284U/L，GGT 309.2U/L。患者活动耐量显著下降，进食可，无腹痛、腹泻、腹胀、恶心、呕吐等，无尿黄，无陶土样大便。

既往史：有反流性食管炎、肝囊肿。一年前曾就诊望京医院、协和医院，查呼吸系统及自身免疫相关疾病未发现特殊。

体格检查：HR 90次/分，上肢BP 100/80mmHg。口唇红润，无杵状指（趾）。双肺呼吸音清，未闻及干湿啰音。心律齐，未闻及明显杂音。腹软，肝脏未触及双下肢不肿。

实验室检查：ALP 223U/L，GGT 231.4U/L，ALB 29.2g/L，ALT 16.1U/L，AST 23.5U/L，TBil 54.2μmol/L，Bil 37.3μmol/L，PT 14.8s，FIB 4.78g/L，D-二聚体0.633mg/L，NT-proBNP 1916ng/L，CRP 86.96mg/L；HAV（−），HBV（−），HCV（−），HEV（−），AFP（−），CEA（−）。

辅助检查：

➢ 胸部X线平片：肺纹理增多；心影增大，心胸比0.57；左侧少量胸腔积液可能（图2-8-1）。

➢ 腹部超声：肝脏形态正常，右肝斜径162mm，肝下缘变钝，肝实质回声增强；肝静脉扩张，下腔静脉直径24mm；胆囊壁增厚（图2-8-2）；盆腔积液最深72mm，脾脏（−）。

提示：弥漫性肝损害，考虑淤血肝超声改变、胆囊壁水肿增厚、腹盆腔积液（图2-8-3）。

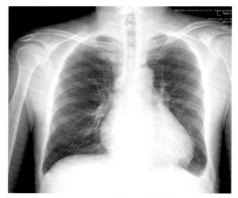

图 2-8-1　胸部 X 线平片

肺纹理增多；心影增大，心胸比 0.57；左侧少量胸腔积液可能

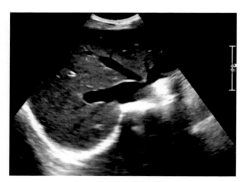

图 2-8-2　腹部超声

肝脏形态正常，肝静脉扩张及下腔静脉直径明显增宽

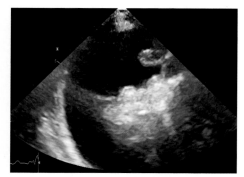

图 2-8-3　腹部超声

腹腔及盆腔大量积液

【超声心动图】

- 胸骨旁左室长轴切面：右心明显扩大，左房大小基本正常（30mm），左室缩小（舒张末期内径31mm）；右室内可见中等强度回声的团块，形态不规则，呈分叶状（图2-8-4）。

- 右室流入道切面：右房和右室内可见较大的中等回声团块，形态不规则，呈明显的分叶状，内部回声不均匀；病变累及三尖瓣；肿物部分阻挡冠状静脉窦口，冠状静脉窦增宽。收缩期瘤体大部分位于右房内（图2-8-5），舒张期瘤体移向右室（图2-8-6）。

- 大动脉短轴切面：右房、右室及肺动脉内可见分叶状、形态不规则的中等回声团块。瘤体随心脏的收缩和舒张而移动，收缩期右室内的团体移向肺动脉内，舒张期回缩在右室（图2-8-7）。

- 左室短轴切面：右心明显扩大；左室及肺动脉内可见分叶状、形态不规则的中等回声团块。收缩期室间隔移向右室，舒张期室间隔移向左室；心包腔可见液性暗区（图2-8-8，图2-8-9）。

- 心尖四心腔切面：右心明显扩大（右房65mm，右室59mm）；左室缩小，收缩功能正常（EF为60%）。右房、右室内可见分叶状、形态不规则的中等回声团块。瘤体随心脏的收缩和舒张而移动，舒张期团体右室，收缩期移向右房。CDFI右室流入道舒张期见高速花色血流信号，血流绕行于肿瘤周围（图2-8-10）。三尖瓣口连续多普勒探及舒张期高速血流频谱（图2-8-11）。

- 剑下双房切面下腔静脉长轴切面：右房内团块位于下腔静脉口处，部分阻挡下腔静脉及肝静脉回流，下腔静脉及肝静脉增宽（图2-8-12）。

- 左侧胸腔见液性暗区。

【超声提示】

- 右心系统内实质性占位性病变：黏液瘤可能；
- 右心明显扩大；
- 三尖瓣及肺动脉水平梗阻；
- 少量心包积液，少量胸腔积液，大量腹水。

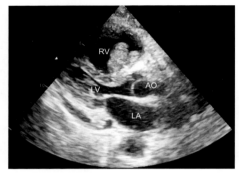

图 2-8-4　右室实质性团块

胸骨旁左室长轴切面显示右心明显扩大；右室内可见中等强度回声的团块，形态不规则，呈分叶状

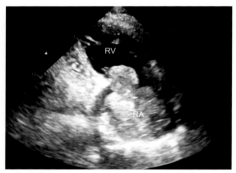

图 2-8-5　右心内实质性团块

右室流入道切面右心内可见分叶状中等回声团块，收缩期瘤体大部位于右房内

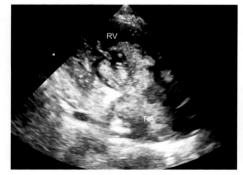

图 2-8-6　右心内实质性团块

右室流入道切面右心内可见分叶状中等回声团块，舒张期瘤体移向右室

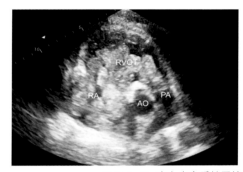

图 2-8-7　右心内实质性团块

大动脉短轴切面于右房、右室及肺动脉内可见分叶状、形态不规则的中等回声团块。瘤体随心脏的收缩和舒张而移动，收缩期右室内的团体移向肺动脉内，舒张期回缩在右室

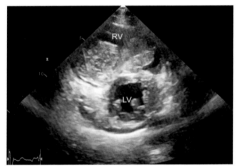

图 2-8-8　右心内实质性团块

左室短轴切面见右心明显扩大；右室内可见分叶状、形态不规则的中等回声团块。收缩期室间隔移向右室

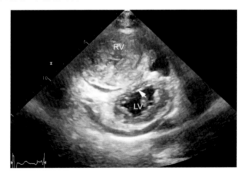

图 2-8-9　右心内实质性团块

左室短轴切面见右心明显扩大；右室内可见分叶状、形态不规则的中等回声团块。舒张期室间隔移向左室（箭头）

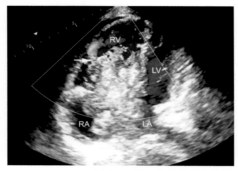

图 2-8-10　右心内实质性团块

心尖四心腔切面见右心明显扩大；右房、右室内可见分叶状、形态不规则的中等回声团块。瘤体随心脏的收缩和舒张而移动。CDFI 右室流入道舒张期见高速花色血流信号，血流绕行于肿瘤周围（箭头）

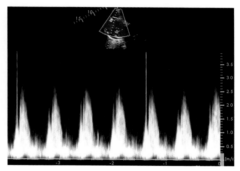

图 2-8-11　三尖瓣口血流受阻

三尖瓣口连续多普勒探及舒张期高速血流频谱

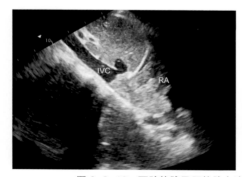

图 2-8-12　下腔静脉及肝静脉血流受阻

剑下双房切面下腔静脉长轴切面：右房内团块位于下腔静脉口处，部分阻挡下腔静脉及肝静脉回流，下腔静脉及肝静脉增宽

【鉴别诊断】

须与右心内实质性占位性病变相鉴别。

- 血栓形成：右心系统血栓主要有两方面的原因，常见体循环静脉血栓迁移至右心，右心系统功能明显减小或血流受阻导致右心系统血流淤滞所致。血栓的附着部位多在心房侧壁或顶部，无明显活动。本病例无上述病变基础，且呈分叶状，有明显的活动度。因此不考虑为血栓。
- 右心其他肿瘤：单纯从超声图像上很难将黏液瘤与其他心脏肿瘤相鉴别。本病例瘤体大、分叶明显，有明显的活动度。因此黏液瘤的可能性大。

【外科手术】

- 患者行右心肿瘤切除术。
- 术中所见：右心扩大，右房及右室内可见巨大肿物，外观呈黏液瘤样，直径约 110mm×60mm，呈分叶状，质脆，无明显包膜，瘤蒂附着于靠近下心腔房壁。
- 建立体外循环，彻底切除房间隔黏液瘤基底，并以涤纶片修补房间隔。

【病理结果】

- 心脏黏液瘤伴出血，变性，坏死。
- 未见恶性组织学特征。

【最终临床诊断】

- 心脏肿瘤：右心黏液瘤。
- 心源性肝硬化。

【分析讨论】

- 不典型肝损害为首要表现：该患者的首要表现是腹痛，转氨酶升高，以不典型消化系统症状就诊的心脏病患者。消化系统的表现是由于右心系统的肿瘤阻塞下腔静脉和肝静脉的回流，导致肝淤血所致。临床诊断"心源性肝硬化"（习惯名称，不准确），是指在右心衰基础上发生的一组肝脏异常，临床症状和体征以充血性心力衰竭为主，有别于慢性肝炎和酒精所致肝硬化。本质是充血性肝病导致肝纤维化，很少能严格满足病理意义上肝硬化的诊断标准。通常意义的心源性肝硬化，泛指充血性肝病 ± 肝纤维化。常见症状：无症状肝酶异常、黄疸、右上腹不适、坠积性水肿、体重增加、腹围增大、夜尿增多、进行性疲劳、厌食、恶心、呕吐等。总体转归不甚明了，故以治疗基础心力衰竭为主。患者两次住院均因肝功能异常收入消化科。第二次住院才明确病因。

- 黏液瘤的生长速度：该患者 8 个月前第一次住院没有发现右心的肿瘤，可能是肿瘤较小或没有，一般如此大的右心肿瘤常规肝脏超声时能够发现。8 个月后发现肿瘤如此巨大，说明肿瘤生长速度快。有关黏液瘤生长速度的文献报道以左房黏液瘤多，右房黏液瘤生长速度的文献报道少。黏液瘤多生长缓慢，平均每年生长 1mm 左右；黏液瘤也可以长达 15 年处于稳定状态，大小无明显变化；也可以生长迅速，平均每年生长 6.9mm（表 2-8-1）。

- 超声心动图对心脏黏液瘤诊治的意义：本病例在第二次住院超声心动图检查时确诊心脏黏液瘤，从而改变了患者的治疗方案。超声心动图可以明确黏液瘤的位置、数目及大小，并观察肿瘤对心腔的血流动力学的影响，从而分析临床表现的原因并指导手术治疗。

表 2-8-1　黏液瘤的生长速度

研究	年龄（岁）	性别	肿瘤生长部位	初诊时肿物大小（心超测量，cm）	末次测量时肿物大小（心超测量，cm）	两次测量间隔（月）	肿物生长速度（cm／月）	手术切除
Marinissen 团队研究	65	男	左房	无心超	6×4	18	0.33×0.22	是
Roudaut 团队研究	45	男	左房	无心超	5.5×4.0	8	0.69×0.50	是
Lane 团队研究	72	男	左房	2.5×2.0	2.5×2.0	21	稳定	是
Iga 团队研究	57	男	左房	1.5×1.3	3.8×3.6	18	0.13×0.13	是
Kay 与 Chow 研究	71	男	左房	4.0×4.6	4.0×4.7	15 年	稳定	否
Ullah 与 MaGovern 研究	89	男	左房	14.6m²	16cm²	79	0.018cm²	否
本研究	58	男	右房	未发现肿物	15×3	11	1.36×0.30	是

【病例启示】

- 本病例是以不典型肝损害为始发症状的右心肿瘤，与下腔静脉血流受阻等有关。
- 快速生长右房黏液瘤造成右室流入、流出道梗阻。
- 心脏良性肿瘤也可出现多浆膜腔积液。
- 对淤血肝患者综合影像学检查需要警惕。
- 此类黏液瘤要严密术后随访，警惕复发和恶变可能。

作者：王廉一
单位：清华大学第一附属医院

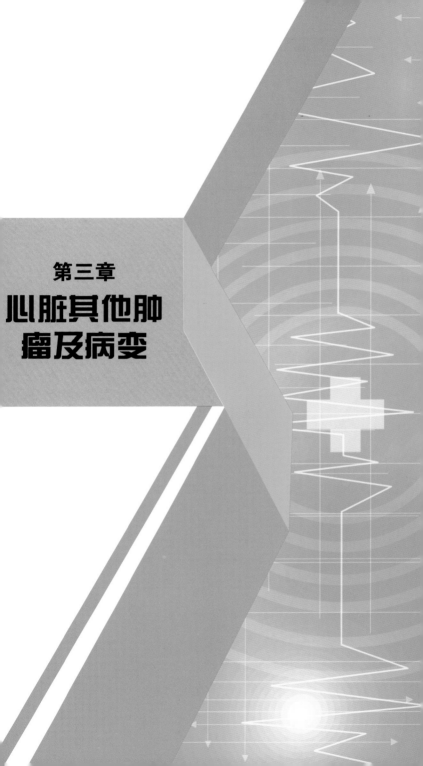

第三章

心脏其他肿瘤及病变

病例 1

二尖瓣血性囊肿：左室内的球形病变

【病史、体征及相关检查】

患者，男性，58 岁。

主诉：突发左侧胸部不适 7 天。

现病史：患者 7 天前活动时突发左侧胸部不适，无心慌、胸痛，休息后症状逐渐缓解。为进一步诊治收入院。自发病以来，患者饮食、二便正常，体力、体重无明显改变。

既往史：否认高血压、冠心病、糖尿病史。

家族史：否认家族遗传病史，无吸烟史、酗酒史。

体格检查：血压 118/73mm Hg。双肺呼吸音清，未闻及干、湿啰音。心率 85 次 / 分，律齐；二尖瓣听诊区闻及收缩期杂音；未闻及心包摩擦音。

辅助检查：心电图示偶发室性早搏。

【超声心动图】

■ 二尖瓣水平左室短轴切面：二尖瓣前叶瓣下腱索部位可见一囊性占位，囊壁完整，内部为无回声，透声良好（图 3-1-1）。

■ 心尖四心腔切面：二尖瓣前叶瓣下腱索可见囊性占位，大小为 180mm×200mm，呈球形；随二尖瓣启闭活动有一定的活动度（图 3-1-2）。CDFI 显示舒张期二尖瓣口血流速度未见明显增快，收缩期二尖瓣口可见少量反流信号（图 3-1-3）。

■ 心尖三心腔切面：二尖瓣前叶瓣下腱索囊性占位收缩期略偏向左室流出道侧（图 3-1-4）。CDFI 显示收缩期左室流出道血流明亮及少量二尖瓣反流信号（图 3-1-5）。

■ 心尖五心腔切面：CDFI 显示收缩期左室流出道血流明亮（图 3-1-6）。

【超声心动图提示】

二尖瓣瓣下腱索囊性占位性病变：考虑为二尖瓣血性囊肿。

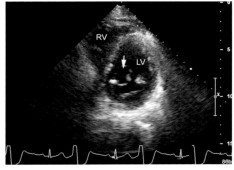

图 3-1-1 二尖瓣前叶囊性占位

二尖瓣水平左室短轴切面显示二尖瓣前叶囊性占位（箭头）

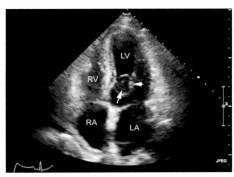

图 3-1-2 二尖瓣前叶囊性占位

心尖四心腔切面见二尖瓣瓣下腱索囊性占位，囊壁完整，透声良好，随二尖瓣启闭活动有一定的活动度（长箭头），该囊性结构呈球形，附着于二尖瓣腱索（短箭头）

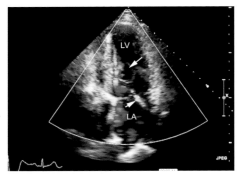

图 3-1-3 二尖瓣前叶囊性占位及二尖瓣反流

左心尖四心腔切面 CDFI 显示左室腱索水平见囊性病变（长箭头），收缩期二尖瓣反流（短箭头）

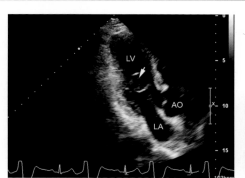

图 3-1-4 二尖瓣前叶囊性占位

心尖三心腔切面显示二尖瓣前叶囊性占位，随二尖瓣启闭运动，收缩期略偏向左室流出道（箭头）

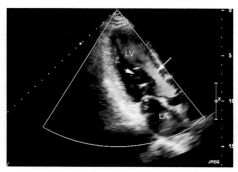

图 3-1-5 二尖瓣前叶囊性占位及二尖瓣反流

三心腔切面 CDFI 显示二尖瓣前叶瓣下腱索囊性占位收缩期略偏向左室流出道侧（短箭头），CDFI 显示收缩期左室流出道血流明亮（长箭头）及少量二尖瓣反流信号

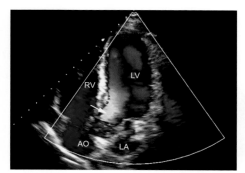

图 3-1-6 二尖瓣前叶囊性占位及左室流出道流速增快

心尖五心腔切面 CDFI 显示收缩期左室流出道血流明亮（箭头）

【鉴别诊断】

二尖瓣瓣体瘤：二尖瓣瓣体瘤在超声上表现为二尖瓣前叶突向左房的囊状结构，随心脏舒缩运动而发生形变，于心脏舒张期塌陷，收缩期充盈，在高分辨率 CDFI 下可见到瘤体开口，CDFI 超声有助于二者鉴别。血性囊肿病例其大小不随心脏舒缩运动而改变。

【外科手术】

- 术中所见：左室可见圆形囊性肿物，大小约 20mm×20mm，附着于二尖瓣前叶乳头肌与腱索交界处，圆刀切开囊性肿物囊壁，有鲜红色液体流出。
- 手术完整切除囊性肿物，探查二尖瓣功能良好。

【病理】

送检囊性结构，囊壁为增生胶原纤维，伴玻璃样变性，散在灶状淋巴细胞、浆细胞浸润，考虑为血性囊肿。

【最终诊断】

二尖瓣瓣下腱索囊性占位性病变：二尖瓣血性囊肿。

【分析讨论】

- 心内血性囊肿：是一种罕见的先天性异常，Elsasser 在 1844 年首先描述了心内血性囊肿。血性囊肿可见于二尖瓣瓣叶两侧或后瓣叶、前乳头肌、二尖瓣瓣环、三尖瓣、肺动脉瓣，但最多见于二尖瓣前叶。
- 心内血性囊肿发病机理：目前尚不清楚。存在多种假说：①胚胎发育时腱索牵拉尚未分化成瓣膜的网状纤维结构形成皱褶，皱褶融合过程中血液从心室侧冲进血肿腔，并在瓣膜实质上形成局部囊肿；②参与心脏纤维骨架形成的原始心腔间皮细胞发育异常所致；③缺氧、感染、遗传因素；④瓣膜磨损导致了磨损闭合时血液留滞；⑤囊肿为血管扩张或良性血管瘤。
- 心内血性囊肿病理学：大体上表现为多腔或单腔的小球形，或呈"灯泡状"。组织学结构表现为一圆形、壁平滑的腔室，血肿壁包含同心层的纤维结缔组织，无肌肉或弹性纤维，其内层衬有单层梭形细胞。囊肿可为多腔或一系列相通的腔室，若腔内压力过高会引起间隔破裂，从而使多个腔室融合成为一个大的腔室。囊肿腔内主要成分是红细胞。

- 心内血性囊肿的表现：其临床表现通常与血肿的大小、形状及位置有关，可表现为活动后心悸、呼吸困难，不典型胸痛，晕厥，充血性心力衰竭。
- 心内血性囊肿的治疗：视囊肿大小、位置及临床表现决定干预与否。血性囊肿引起血流动力学改变应积极手术切除治疗。无症状患者可定期复查，有研究报道囊肿可能变小，甚至消失。

【经验体会】

- 心内血性囊肿是一种较罕见的疾病，临床表现不典型，若囊肿引起严重血流动力学变化将导致严重后果。
- 发现心内血性囊肿，要明确囊肿对血流动力学的影响，明确囊肿是否引起瓣膜反流、瓣口狭窄，这对于是否临床干预至关重要。

作者：杨娇，杨娅

单位：首都医科大学附属北京安贞医院超声心动图一部

二尖瓣血性囊肿：发生于二尖瓣的囊性病变

【病史、体征及相关检查】

患者，男性，61 岁。

主诉：发作性胸骨后疼痛 1 个月余。

现病史：患者入院前 1 个月于劳累后出现胸骨后压榨样疼痛，伴心前区不适，症状持续约 3 ～ 5 分钟，于休息后逐渐自行缓解。

体格检查：心率 86 次 / 分，心律齐，心尖区可闻及收缩期吹风样杂音，胸骨左缘第三肋间可闻及收缩期及舒张期早期杂音。

辅助检查：B 型钠尿肽前体 1347pg/ml，血清肌钙蛋白 I 0.008μg/L。

心电图：显示窦性心律，偶发室性早搏。

【超声心动图表现】

- 左室长轴切面：显示左心扩大；二尖瓣前叶增厚，前叶左房面可见一囊袋状物附着；囊状结构软，有形变，随二尖瓣运动而摆动。心包腔舒张期可见 1 ～ 2mm 液性暗区（图 3-2-1）。

- 心尖四心腔切面：显示二尖瓣前叶增厚，开放正常；前叶左房面可见一囊袋状物附着，大小 20.1mm×21.7mm，囊壁完整，其内透声良好。囊状结构软，有形变，随二尖瓣运动而摆动（图 3-2-2）。CDFI 显示二尖瓣前叶附着的囊状物内收缩期充满花彩血流；二尖瓣轻度反流信号（图 3-2-3）。CW 于囊状物内探及收缩期负向高速湍流，流速 6.3m/s，压差 159mmHg（图 3-2-4）。

- 心尖两心腔切面：显示该囊状结构附着于二尖瓣前叶左房面，随二尖瓣的运动而活动（图 3-2-5）。

- 心尖左室长轴（三心腔）切面：显示该囊状结构附着于二尖瓣前叶左房面，随二尖瓣的运动而活动；主动脉瓣增厚，回声增强（图 3-2-6）。CDFI 显示主动脉瓣中度反流，二尖瓣轻度反流，二尖瓣前叶附着的囊状物内收缩期充满花彩血流（图 3-2-7）。CW 显示主动脉瓣口流速稍增快，流速 2.06m/s，压差 17mmHg，并可探及主动脉瓣反流频谱，流速 3.9m/s，压差 60mmHg（图 3-2-8）。

■ 各切面心包腔舒张期可见 1 ～ 2mm 液性暗区。

【超声心动图提示】

■ 二尖瓣前叶左房面囊状物：考虑二尖瓣血液充盈性囊肿；

■ 二尖瓣反流（轻度）；

■ 主动脉瓣反流（中度）；

■ 左心扩大；

■ 少量心包积液。

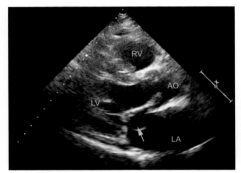

图 3-2-1　二尖瓣前叶左房面囊状物

左室长轴切面于二尖瓣前叶左房面可见一囊袋状物附着；囊状结构软，有形变，随二尖瓣运动而摆动（箭头）

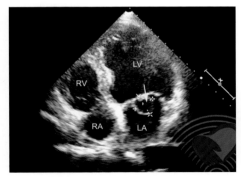

图 3-2-2　二尖瓣前叶左房面囊状物

心尖四心腔切面见二尖瓣前叶增厚，前叶左房面可见一囊袋状物附着（箭头），大小 20.1mm×21.7mm，囊壁完整，其内透声良好

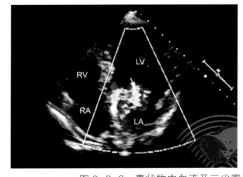

图 3-2-3　囊状物内血流及二尖瓣反流

四心腔切面 CDFI 显示二尖瓣前叶附着的囊状物内收缩期充满花彩血流（箭头）

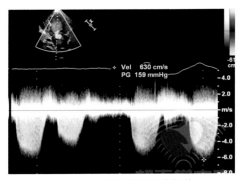

图 3-2-4　囊状物内血流频谱

CW 于囊状物内探及收缩期负向高速湍流，流速 6.3m/s，压差 159mmHg

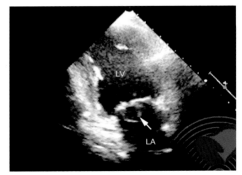

图 3-2-5　二尖瓣前叶左房面囊状物

心尖两心腔切面见二尖瓣前叶增厚，前叶左房面可见一囊袋状物附着囊壁完整，其内透声良好（箭头）

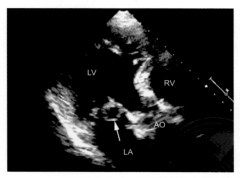

图 3-2-6　二尖瓣前叶左房面囊状物

心尖左室长轴切面观察该囊状结构软，有形变，随二尖瓣运动而摆动（箭头）

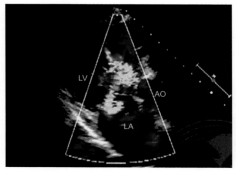

图 3-2-7　囊状物内血流及主动脉瓣、二尖瓣反流

心尖左室长轴切面 CDFI 显示二尖瓣前叶附着的囊状物内收缩期充满花彩血流，二尖瓣轻度反流；舒张期见主动脉瓣中度反流

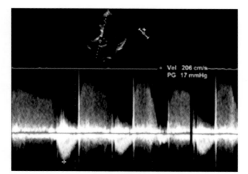

图 3-2-8　主动脉瓣血流频谱

CW 显示主动脉瓣口流速稍增快，流速 2.06m/s，压差 17mmHg，并可探及主动脉瓣反流频谱，流速 3.9m/s，压差 60mmHg

【鉴别诊断】

二尖瓣血液充盈性囊肿需要与黏液瘤、赘生物、心脏其他肿瘤、包虫囊肿及血栓进行鉴别。

- 二尖瓣黏液瘤：表现为二尖瓣上回声较低，结构较为疏松的实性团块，其与二尖瓣之间有一短小的蒂相连，具有一定的活动度。
- 二尖瓣赘生物：表现为二尖瓣瓣叶上大小不等、回声不均的团块，活动度较大，并常伴有感染的临床病史或症状。
- 左房内的血栓：常位于左房顶或左心耳内，回声较高且常伴有二尖瓣狭窄病史。而二尖瓣充盈性囊肿多以宽基底与二尖瓣连接，内部表现为无回声，且质软，可发生形变，并且 CDFI 可探及囊内的血流信号。

【病理结果】

二尖瓣充盈性囊肿：病理学检测发现血液充盈性囊肿的囊壁由内皮细胞组成，其内充满血液，囊肿内腔与心室通过内皮细胞形成的管道相互沟通。

【分析讨论】

- 良性囊肿：二尖瓣血性囊肿（Mitral Valve Blood Cyst），有文献中称二尖瓣充盈性囊肿是由内皮细胞形成的囊壁及内部的血液构成的良性囊肿。于 1844 年由 Elsasser 首次报道。多在新生儿或儿童期被发现，罕见于成人。目前国内外仅有个案报道。
- 病因：关于血液充盈性囊肿的病因并不明确，胚胎时期血管间隙的扩张被认为是主要原因；另外还包括原始心包间质细胞的异位种植、炎症、缺氧或出血性疾病引起的继发性改变。
- 好发部位：血液充盈性囊肿常发生于二尖瓣及三尖瓣，尤其是二尖瓣前叶，也有报道其发生于主动脉瓣及肺动脉瓣。囊肿本身并无明显临床症状，但可引发瓣膜的功能障碍及反流，也可引发左室流入／流出道的梗阻。
- 超声心动图表现：超声成像可以显示血液充盈性囊肿形态学及内部回声的特征，包括很薄的囊壁、其内充满无回声的血液，收缩期呈充盈状态的圆形，舒张期可发生形变等。借助 CDFI 及超声造影，可以显示囊肿内部血流与心室内血流相互沟通，从而进一步诊断血液充盈性囊肿。

【病例启示】

- 罕见疾病：此病例虽然不是一个复杂的病变，但是临床上并不多见，通过该病例的学习会有较大的收获。本病例已明确诊断：二尖瓣前叶左房面囊状物。

- 诊断时需注意的问题：瓣膜血性囊肿可以单发于一个瓣膜上，也可以多个瓣膜同时发生；血性囊肿可以发生在心脏的任何部位，但多发生在心脏瓣膜上，也可以发生于左室心内膜及乳头肌；可以发生在正常心脏，也可以发生于有器质性病变的心脏（如房间隔缺损、室间隔缺损、瓣膜病变等）。除此之外，血性囊肿内可有血栓形成。

- 血性囊肿的处置：对血流动力学产生影响者（如造成瓣膜狭窄或关闭不全者、出现流出道梗阻者）应及时手术治疗；如果合并其他心脏器质性病变者也应该进行手术治疗；如果发生在正常心脏内，且无明显血流动力学影响，可以定期复查，有些病例血肿可能逐渐变小甚至消失。

作者：冷晓萍，田家玮

单位：哈尔滨医科大学附属第二医院超声医学科

病例3

心腔内钙化性假瘤：TTE、TEE 及超声造影综合分析判断

【病史、体征及相关检查】

患者，女性，67 岁。

主诉：活动后气促 3 个月。

现病史：患者近 3 个月感觉气促。平素身体健康，无特殊不适。

既往史：高血压病史 10 年。

体格检查：入院后查体未见明显异常。血压 160/90mmHg，呼吸频率 20 次 / 分，脉搏 64 次 / 分，体温 36.7℃。心率 64 次 / 分，律齐，心前区未闻及心脏杂音。

心电图及胸部 X 线：均未见异常。

【超声心动图】

- 经胸超声心动图（TTE）：胸骨旁左室长轴切面：左房显著扩大，前后径、左右经及上下径分别约 50mm、48mm 和 57mm；于二尖瓣后瓣根部左室面可见一大小约 33mm×25mm 稍强回声光团，形态不规则，与二尖瓣后瓣分界不清，随心动周期未见明显活动性。病灶周边可见回声增强，提示占位性病变可能有钙化（图 3-3-1）。

- CDFI 二尖瓣可见轻 - 中度反流，室壁运动良好，左室射血分数为 65%。

- 经食管超声心动图检查（TEE）：食管中段两心腔切面：于二尖瓣后瓣根部左室面强回声光团，形态不规则，与二尖瓣后瓣分界不清，随心动周期未见明显活动性。周边回声显著增强并伴有声影，提示占位伴有明显钙化；二尖瓣前叶运动尚好，后叶活动略受限（图 3-3-2）。

- 左心声学造影：经静脉注入左心超声造影剂，右心左心显影后，未见造影剂进入稍强回声光团内，提示占位性病变内缺乏血管滋养（图 3-3-3）。

【超声提示】

左室实质性占位性病变（伴钙化）。

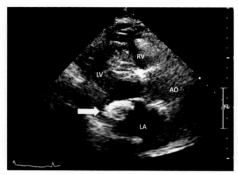

图 3-3-1 左室实质性团块

经胸超声心动图左室长轴切面显示于二尖瓣后瓣根部左室面可见一大小约 33mm×25mm 稍强回声光团，形态稍欠规则，与二尖瓣后瓣分界不清，随心动周期未见明显活动性，病灶表面回声增强，提示病灶可能有钙化（箭头）

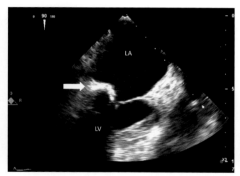

图 3-3-2 左室实质性团块

经食管超声心动图显示稍强回声光团周边回声显著增强并伴有声影，提示占位性病变伴有明显钙化（箭头）

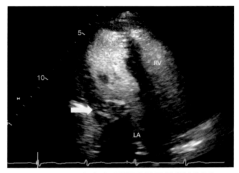

图 3-3-3 左室实质性团块无造影剂进入

经胸超声心动图左心声学造影显示左房及左室内造影剂充填良好，未见造影剂进入稍强回声光团内，提示占位性病变内缺乏血管滋养（箭头）

【外科手术】

- 患者在完善相关检查后，在全麻低温体外循环下行 "二尖瓣生物瓣置换＋左室占位切除术"。
- 术中在二尖瓣后瓣根部左室面可见一大小约 30mm×25mm 占位性病变，其内为石灰泥样灰白色钙化物质，部分侵及左室后壁。
- 由于该占位与二尖瓣后瓣粘连较紧密，术中完整切除左室占位、侵及的部分左室后壁及二尖瓣瓣叶，置换二尖瓣生物瓣。

【病理结果】

术后病理检查显示该占位性病变为胶原纤维增生伴玻璃样变及钙化，提示钙化性假瘤（图 3-3-4）。

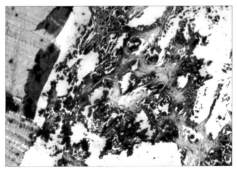

图 3-3-4 占位性病变病理切片

胶原纤维增生伴玻璃样变及钙化，提示钙化性假瘤

【术后随访】

患者术后复查超声心动图显示置换的二尖瓣生物瓣形态启闭良好，未见明显瓣周漏及瓣膜反流，心腔内未见明显局限性异常回声。

【分析讨论】

- 钙化性假瘤：心腔内钙化性假瘤（calcifying pseudotumor）十分罕见，是一种非肿瘤性纤维性病变，又称为钙化性纤维假瘤。其特点是含有大量玻璃样变性的胶原，并伴有砂粒样或营养不良性的钙化。大体观呈石灰泥样或牙膏样改变。其发生发展机制尚不明确。

- 临床表现：作为心腔内的占位性病变，钙化性假瘤可引起心腔内血流动力学的紊乱，导致腔室负荷增加，心肌运动功能受累，患者可产生胸闷、气促等临床症状。

- 超声心动图表现：影像学尤其是超声心动图在心腔内占位的诊断中起到了重要的作用，但由于钙化性假瘤报道较少，尚缺乏具有共识的影像学诊断特征和标准。此例患者的术前超声影像学特点和术后病理结果表明，超声心动图是发现心腔内钙化性假瘤的有效方法，能够对占位性病变的性质、部位、大小及对血流动力学的影响进行准确的判断。TTE 显示钙化性假瘤表现为稍强回声光团，在 TEE 中表现为边缘回声明显增强并伴有声影，说明占位性病变具有明显的钙化，是钙化性假瘤在超声下的特征性表现；此外通过声学造影未发现造影剂进入其内，提示良性病变的可能性较大。同时，由于此例患者的钙化性假瘤是心腔内占位性病变，生长于二尖瓣后瓣根部左室面，因此对瓣叶的开放关闭及左房、左室内血流动力学具有一定的影响，超声心动图能够对心腔内血流动力学和患者心功能进行准确的评估，为临床制订治疗方案提供综合的诊断信息。

- 病理学诊断：证实了超声心动图对于这种病变的描述和推断。

- 预后：钙化性假瘤是良性病变，有报道发生在身体其他部位如四肢、消化道等处，多数患者在发现后一经手术切除即治愈，但具有复发或再生的可能性，未见因此病而死亡的报道。而心腔内钙化性假瘤由于病例较少，患者预后尚不明确，有待后续随访研究。

【病例启示】

- 钙化性假瘤是十分罕见的非肿瘤性纤维性良性病变。
- 超声表现为回声增强的团块，与周围组织粘连，无明显活动。
- 左心超声造影有重要价值，因为非肿瘤性病变，注入造影剂后病变无造影剂的增强显影。

作者：胡波，周青

单位：武汉大学人民医院

病例 4

炎性肌纤维母细胞瘤：左室内的"葡萄串"

【病史、体征及相关检查】

患儿，男，7岁。

主诉：突发晕厥1个月。

现病史：患儿1个月前突发晕厥。外院超声诊断"先天性心脏病，二尖瓣占位病变"。患儿生长发育良好，易患上呼吸道感染，有肺炎，无心力衰竭病史。

体格检查：心率、血压正常，心律整齐，未闻及明显心脏杂音。血氧饱和度97%。

【超声心动图】

■ 左室长轴切面：二尖瓣前叶左室面见不均质回声团块附着，基底较宽，无蒂；团块结构松散，形态不规则，实质回声不均匀，无明显包膜，表面粗糙不光滑，呈"葡萄串"样改变，大小约37mm×12mm；肿物活动度较大，瘤体大部分位于左室流出道，收缩期部分肿块由左室流出道及主动脉内。团块与主动脉瓣无明显粘连。二尖瓣、主动脉瓣结构完整。左室轻度增大（图3-4-1）。CDFI显示左室和主动脉口收缩期血流速度增快，二尖瓣少量反流信号（图3-4-2），舒张期主动脉瓣少量反流信号（图3-4-3）。

■ 胸骨旁近五心腔切面：左室内肿物回声不均匀，表现不光滑，呈"葡萄串"样改变；前、后叶均受累，以前叶为主；主要附着于二尖瓣瓣叶（图3-4-4），小部分附着于二尖瓣后叶（图3-4-5，图3-4-6）。

■ 二尖瓣瓣口水平短轴切面：肿物结构松散，大部分附着于二尖瓣前叶左室面（图3-4-7）。

■ 四心腔切面：CDFI显示二尖瓣少量反流信号（图3-4-8）。

■ 五心腔切面：收缩期左室流出道血流速度加快，二尖瓣少量反流信号（图3-4-9）。

【超声心动图提示】

左室实质性占位性病变：左室肿瘤（性质待确定）。

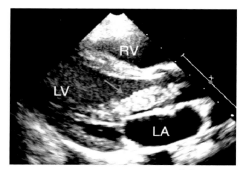

图 3-4-1　左室"葡萄串"样肿块

左室长轴切面：于二尖瓣瓣叶左室面见不均质回声团块附着，呈"葡萄串"样改变，收缩期肿块进入左室流出道及主动脉内（箭头）

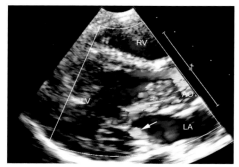

图 3-4-2　左室"葡萄串"样肿块

左室长轴切面：CDFI 示左室和主动脉口血流速度增快，二尖瓣少量反流信号（箭头）

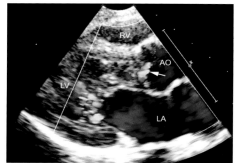

图 3-4-3　左室"葡萄串"样肿块

左室长轴切面：CDFI 示舒张期主动脉瓣少量反流信号（箭头）

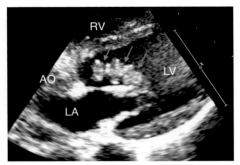

图 3-4-4　左室"葡萄串"样肿块

胸骨旁近五心腔切面：左室内肿物回声不均匀，表现不光滑，呈"葡萄串"样改变（箭头），主要附着于二尖瓣瓣叶

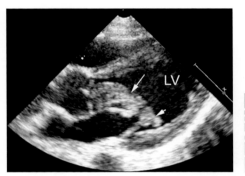

图 3-4-5　左室"葡萄串"样肿块

胸骨旁近五心腔切面：左室内肿物主要附着于二尖瓣前叶（长箭头），小部分附着于二尖瓣后叶（短箭头）

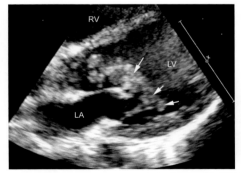

图 3-4-6　左室"葡萄串"样肿块

胸骨旁近五心腔切面：局部放大的图像，对肿瘤及附着部位显示更清楚（箭头）

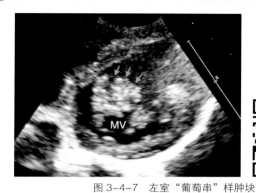

图 3-4-7　左室"葡萄串"样肿块

二尖瓣瓣口水平短轴切面：肿物结构松散，大部分附着于二尖瓣前叶左室面（箭头）

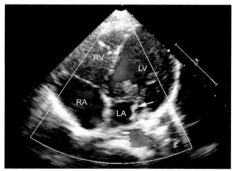

图 3-4-8　左室"葡萄串"样肿块

四心腔切面：二尖瓣少量反流信号（箭头）

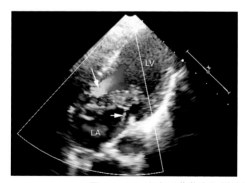

图 3-4-9　左室"葡萄串"样肿块

五心腔切面：收缩期左室流出道血流速度加快（长箭头），二尖瓣少量反流信号（短箭头）

【鉴别诊断】

小儿心脏肿瘤的鉴别诊断：不同的心脏肿瘤有其自身的超声特点，但是根据肿瘤本身病理表现的多样性，超声图像并不具有绝对特异性。因此，对心脏肿瘤的鉴别诊断必须结合其临床表现。就小儿心脏中最常出现的心脏肿瘤，本文简单讨论其间的鉴别：

- 心脏横纹肌瘤：在儿童原发性心脏肿瘤中最为常见，通常发生在 1 岁以内，胎儿时期也可发生。肿瘤可以生长在心室壁或者房室瓣，肿块相对较固定，边界清楚，可呈椭圆形、哑铃形或菜花状突入心腔，可多发性生长。多发横纹肌瘤的儿童 60%～80% 合并有结节性硬化症并有家族史。而有结节性硬化的患儿 50% 伴发有心脏横纹肌瘤。横纹肌瘤的超声特点为肿块内部回声比正常心肌回声强，可单发或多发性生长。横纹肌瘤为良性肿瘤，症状多表现为因肿瘤生长造成的心腔内机械性梗阻，瓣膜功能障碍及心律失常。50%～80% 横纹肌瘤可以自行消退。

- 心脏纤维瘤：通常单发，呈椭圆形，有包膜，边界清楚。最常见累及的部位是室间隔，也可累及左室或右室的游离壁，而累及瓣膜的罕有报道。25% 的纤维瘤可有超声可见的钙化灶。纤维瘤有不同的临床症状，取决于肿瘤生长的部位及大小，可造成心腔内的梗阻，影响瓣膜的功能，心律失常而导致晕厥及突然死亡，而纤维瘤部分脱落而导致脑梗死较为少见。

- 黏液瘤：大部分发生在 30～60 岁的人群中，女性与男性发病比例 2：1。90% 的黏液瘤发生在左房，少数也可生长在心室内。患者可以出现体循环系统栓塞的症状（脑栓塞及周围血管栓塞）和二尖瓣口血流受阻的表现。黏液瘤的超声特点是与心房连接处通常有蒂，肿块随心脏不同时相活动度较大，且活动变形，肿瘤舒张期可阻塞二尖瓣口。

- 恶性肿瘤：原发性恶性肿瘤早期临床症状及超声表现均不特意，超声显示心腔内不均质的肿块，无包膜，多位于右心系统，尤其是右房内。早期临床可以表现为呼吸困难，肺出血或者心力衰竭。中晚期肿块可以生长较大，充填心房，甚至延伸到心室腔内。晚期可以侵犯下腔静脉和心包。超声显示下腔静脉内的转移灶及心包积液，临床上可有下肢水肿、心包填塞等症状。转移性心脏肿瘤大部分来源于肺部，肿块内部回声不均匀，边界不规则，呈浸润性生长，右心系统、腔静脉内常可探及转移灶，常伴有心包积液。

【外科手术】

行"左室肿瘤切除＋二尖瓣成形术"。

术中左室内见一堆串珠样组织，附着于二尖瓣前、后瓣叶的左室面，主要累及二尖瓣前叶瓣尖；大小约 30mm×30mm×10mm；切面呈灰白色，实性，质中（图 3-4-10）。

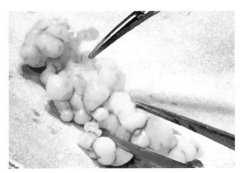

图 3-4-10　手术切除标本

切除的左室肿物呈串珠样

【病理结果】

术后病理诊断：炎性肌纤维母细胞瘤（图 3-4-11～图 3-4-14）。

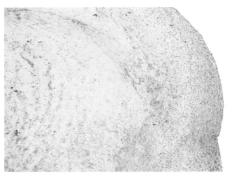

图 3-4-11　炎性肌纤维母细胞瘤病理图

黏液样背景（HE 染色，×5）

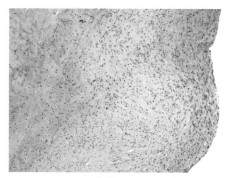

图 3-4-12　炎性肌纤维母细胞瘤病理

间质黏液样变，其间大量炎性细胞浸润（HE 染色，×10）

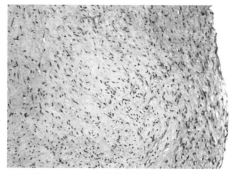

图 3-4-13　炎性肌纤维母细胞瘤病理

黏液样背景下梭形肌成纤维细胞增生，伴有大量炎性细胞浸润（HE 染色，×20）

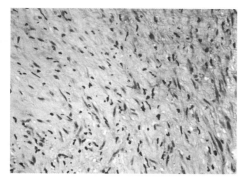

图 3-4-14　炎性肌纤维母细胞瘤病理

梭形肌成纤维肿瘤细胞（HE 染色，×40）

【最终诊断】

左室占位性病变：炎性肌纤维母细胞瘤。

【随访】

- 术中经食道超声心动图检查及术后 2 天经胸超声心动图检查示：左室内未见异常回声。CDFI 提示二尖瓣及主动脉瓣反流消失。
- 术后 3 个月经胸超声心动图复查提示：未见明显肿瘤复发征象。

【分析讨论】

- 心脏原发性肿瘤：原发性心脏肿瘤非常罕见，发病率为人群的 0.001%～0.3%。其中 75% 为良性肿瘤，25% 为恶性肿瘤。小儿原发性良性心脏肿瘤中，最常见的是横纹肌瘤，占 40%～60%，其次为纤维瘤 12%～16%，畸胎瘤 15%～19%，黏液瘤 2%～4% 等。成人原发性心脏良性肿瘤，最为常见的为黏液瘤，占 75%，其次为纤维瘤，乳头状弹性纤维瘤＜10% 等。原发性恶性肿瘤以肉瘤最为常见，占 75%，在所有的小儿心脏肿瘤中，肉瘤占 2%，最常见的为血管肉瘤，其次为横纹肌肉瘤。

- 炎性肌纤维母细胞瘤：至今国内外罕有报道。根据 WHO 2013 年对软组织肿瘤的分类，炎性肌纤维母细胞瘤现归入血管周细胞肿瘤分类中。肿瘤细胞是分化好的具有收缩功能的肌样细胞，属良性肿瘤。但后者肿瘤生物学行为的定性为中间类（局部侵袭性）。其组织形态学为良性，但生物学行为具有侵袭性、易复发。治疗首选广泛完整切除肿块。单结节者手术切除很少复发，不转移。

- 肌纤维瘤／炎性肌纤维母细胞瘤：主要侵犯皮肤和皮下软组织，也可侵犯骨骼（扁骨或长骨）、肺、心、胃肠道、胰腺、眼眶、脑、脊椎。多见于头颈部软组织，四肢少见。约 1/5 儿童病例出现血管内生长，预后一般良好，但是有关肌纤维瘤侵犯心脏的病例却罕有报道。有学者认为该肿瘤起源于心内膜，包括瓣膜组织，病理表现富含黏液样基质和表面纤维蛋白，部分有淋巴细胞浸润背景。但是其确切病理性质（反应性／肿瘤性）仍然不确定。肿瘤的脱落可导致冠状动脉栓塞，甚至突然死亡。本文中的患儿即以脑梗死为首发症状入院，这点与之前的报道相吻合。

- 本病例特征：本例炎性肌纤维母细胞瘤，超声显示肿块形态不规则，无包膜，实质回声不均质，低或等于心肌回声，瘤体附着于房室瓣（二尖瓣）的心室面，无蒂，肿块随心脏不同时相活动度较大。肿瘤尚未造成左室流入道及流出道的梗阻，但出现了二尖瓣及主动脉瓣反流及体循环系统栓塞（脑梗死）。病理镜下所见为梭形细胞肿瘤，多结节，伴出血、变性及黏液样变，周边细胞较丰富，生长活跃，未见明确核分裂象，免疫组织化学染色：SMA（＋），WT1（＋），CD31（－），CD34（－），Desmin（－），MC（－），符合纤维母细胞性／肌成纤维细胞性肿瘤，病理诊断：炎性肌纤维母细胞瘤。生物学行为的定性为中间类，即具有侵袭性、易复发等特点。入院后手术切除肿物，术中复跳后经食道超声心动图检查：左室肿物切除，二尖瓣及主动脉瓣启闭良好，未见明显反流。术后 3 个月经胸超声心动图复查未见明显肿瘤复发。

【病例启示】

- 心脏肿瘤的超声心动图及临床表现多样且非特异，取决于肿瘤生长的部位、大小及其本身的性质。
- 大部分良性肿瘤没有明显的临床症状，而部分表现为相对应的心腔内梗阻，瓣膜功能障碍，心律失常，或瘤体部分脱落造成的体、肺循环甚至冠状动脉栓塞等。
- 大部分没有症状的原发性良性肿瘤可以选择择期手术，手术切除后预后良好；而恶性肿瘤即使早期手术，预后也较差。
- 对于本例中的中间类肿瘤或者有症状的良性肿瘤，应选择早期手术。对于术前心脏肿瘤的定位、定性，术中肿瘤切除情况及瓣膜成型效果的评估，术后肿瘤有无复查，经胸超声心动图和经食道超声心动图都起着不可替代的作用。

作者：杨静，杨娅，陈东
单位：首都医科大学附属北京安贞医院超声心动图一部／病理科

病例 5

血管瘤：发生于婴儿的心脏血管瘤

【病史、体征及相关检查】

患儿，男，2 个月。

主诉：间断憋喘 20 天，加重 3 天。

现病史：患儿于 20 天前出现咳嗽、喘息，无发热。于当地医院行心脏彩超提示"右房占位"。17 天前患儿出现呼吸困难，心脏彩超提示心包积液，行心包穿刺术，输液治疗后出院。出院时患儿稍有喘息。3 天前患儿憋喘加重，至我院急诊，行心脏彩超提示"右房占位、心包积液，为进一步诊治收入院"。

既往史：患儿为第 4 胎第 2 产，足月剖宫产，出生体重 3.9kg，新生儿期体健。生后混合喂养至今。智力及体力发育同正常同龄儿。预防接种卡介苗 (+) 和乙肝疫苗 (+)。

体格检查：体温 36.5℃，体重 5.4kg。心前区无明显隆起，叩诊心界增大，震颤（-），心音遥远，律齐，未触及明显心脏杂音及肿瘤扑落音。上肢经皮血氧饱和度 98%，下肢经皮血氧饱和度 100%。双肺呼吸音粗，未闻及干、湿性啰音，无胸膜摩擦音。腹稍隆起，触软，全腹无压痛、反跳痛。双下肢无浮肿。

【超声心动图】

- 左室长轴切面：心包腔见大量的液性暗区，心脏于心包腔内摆动；左房室腔内径正常；右室的前上方见形态不规则的中等回声团块。M 型超声测量左心射血分数正常范围（图 3-5-1）。

- 大动脉短轴切面：可见右房内见中等回声团块；右室流入至流出道通畅，肺动脉内径正常，其内血流通畅（图 3-5-2）。

- 心尖四腔切面：心包腔内可见大量无回声区，脏层心包回声稍粗厚，心包腔内可见大量强回声光点漂浮，双侧心室游离壁出现塌陷征，心脏出现摆动征。右房内未见异常回声（图 3-5-3）。

- 五心腔切面：在心尖四腔切面的基础上扫查方向偏右前方显示非标准的五心腔切面，于右房内偏前上方可见较大中等团块贴附于房间隔中上段及右房游离壁，与局部房间隔组织及心房壁分界不清，局部附着处房间隔稍增厚；异常回声团块大小约 32.3mm×24.1mm×22.0mm，边缘不整，内部回声不均匀。心包腔内可见大量无回声区，并见大量强回声光点漂浮，双侧心室游离壁出现塌陷征，心脏出现摆动征（图 3-5-4）。CDFI 异常团块内未见明显血流信号。

- 剑突下四心腔切面：左房扩大，右房明显扩大，右房内见较大中等回声团块贴附于房间隔中上段及右房游离壁，与局部房间隔组织及心房壁分界不清；团块呈分叶状，内部回声不均匀。异常回声团块对三尖瓣活动无明显影响；心包腔内可见大量无回声区，并见大量强回声光点漂浮，双侧心室游离壁出现塌陷征，心脏出现摆动征（图 3-5-5）。

- 剑突下腔静脉长轴切面：右房明显扩大，右房内见较大中等回声团块；CDFI 显示团块对上下腔静脉回流无明显影响（图 3-5-6）。

【超声心动图提示】

- 右房内实质性占位性病变：性质待定；
- 心包积液（大量）。

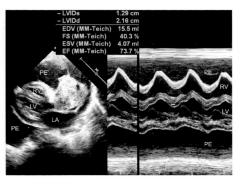

图 3-5-1　大量心包积液

左室长轴切面心包腔见大量液性暗区，心脏于心包腔内摆动；右室的前上方见形态不规则的中等回声团块（箭头）；M 型超声测量左心射血分数正常范围

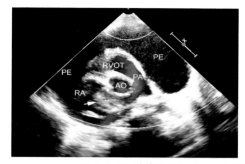

图 3-5-2　右房内团块及大量心包积液

大动脉短轴切面显示右房内中等回声团块（箭头），右室及肺动脉内未见明显异常；心包腔见大量液性暗区

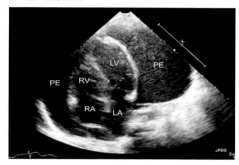

图 3-5-3　大量心包积液

心尖四心腔切面显示大量液性暗区，心包腔内可见大量强回声光点漂浮，双侧心室游离壁出现塌陷征，心脏出现摆动征

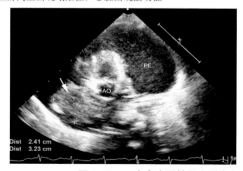

图 3-5-4　右房内团块及大量心包积液

在心尖四腔切面的基础上扫查方向偏向右前方显示非标准的五心腔切面，于右房内偏前上方可见较大中等回声团块贴附于房间隔中上段及右房游离壁，与局部房间隔组织及心房壁分界不清（箭头）。心包腔内可见大量无回声区，并见大量强回声光点漂浮，双侧心室游离壁出现塌陷征，心脏出现摆动征

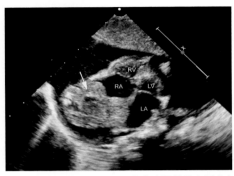

图 3-5-5　右房内团块及大量心包积液

剑突下四心腔切面：左房扩大，右房明显扩大，右房内见较大中等回声团块贴附于房间隔中上段及右房游离壁，与局部房间隔组织及心房壁分界不清；团块呈分叶状，内部回声不均匀。异常回声团块对三尖瓣活动无明显影响；心包腔内可见大量无回声区，并见大量强回声光点漂浮，双侧心室游离壁出现塌陷征，心脏出现摆动征（箭头）

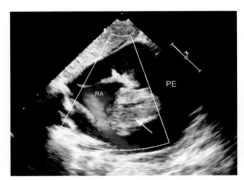

图 3-5-6　右房内团块及大量心包积液

剑突下腔静脉长轴切面见右房明显扩大，右房内见较大中等回声团块（箭头）；CDFI 显示团块对上下腔静脉回流无明显影响

【鉴别诊断】

心脏血管瘤须与其他心内占位疾病相鉴别。

- 血管肉瘤：与血管肉瘤的鉴别主要在于良恶性，血管肉瘤具有较大的侵袭性，内部易有坏死出血，对组织破坏较大，预后较差，病理学上细胞核是否具有异型性是鉴别的关键。
- 血栓：特殊部位的血管瘤与血栓不易区分，二者均可有钙化及栓塞症状发生，可从有无血供、心肌侵犯方面鉴别。
- 黏液瘤：黏液瘤一般表现为分叶状，形态不规则，质地较软。

【外科手术】

心包积液大量；肿瘤位于右房内，与右房粘连，肿瘤附着于右房内侧，无明显界限，直径 40mm×30mm 大小，分叶状。

【病理诊断】

血管瘤，瘤组织内见片状出现坏死，局灶黏液变及囊性变并间质纤维组织增生。

【最终诊断】

- 右房内实质性占位性病变：血管瘤；
- 心包积液（大量）。

【分析讨论】

- 心脏血管瘤：心腔内占位性病变以黏液瘤最为常见。既往国外有文献报告心脏血管瘤只占心脏原发肿瘤的 0.8% ～ 2.8%。心脏血管瘤是一种罕见的原发性心脏良性肿瘤，由血管内皮细胞增生所形成网状血管腔隙组成，管腔内充满血液。可发生于心脏和心包任何部位，主要位于心壁和心腔内，偶尔可发生于心脏瓣膜。根据组织病理学，可将心脏血管瘤分为海绵状血管瘤、毛细血管瘤、蔓状血管瘤等，其中海绵状血管的发生率相对较高。心脏海绵状血管瘤多见于成人，可位于心外膜和心肌间，大多数位于心腔内，主要临床表现为心包积液、心律失常、心功能不全等。发生于婴儿的心脏血管瘤更为罕见。
- 超声心动图的价值：超声心动图检查一般能显示血管瘤的部位、范围及基本性状，是诊断心脏海绵状血管瘤最简单、最常用的方法。超声显示肿瘤的形态表现多样，从圆形、椭圆形到细长型，从单房到多房，超声回声可表现为无回声、低回声、高回声和混合回声，肿瘤可由蒂样结构连于心脏，在心腔内运动或者由宽基底连于心脏，位置固定，还可与心肌连接紧密，范围界限不清。肿瘤大小不一。CDFI 可表现为无血流、少量血流甚至丰富血流信号，同时显示肿瘤导致的房室瓣梗阻、血流入口处的狭窄等继发的血流动力学改变。

■ **本病例特征**：本例患者超声心动图提示占位发生于单一右房，形态呈椭圆形，表面不规则，内部回声不均匀，且与房壁关系密切，CDFI 未见血流信号显示，肿瘤对心腔内血流无明显阻挡。由于血管瘤的超声表现较为复杂，故应用超声心动图确诊该病例还是存在一定难度。心脏 MRI 较之超声心动图具有更好的诊断特异性，最终的确诊还是要依靠病理学检查。

作者：李静雅，薛丽，马宁
单位：国家儿童医学中心／首都医科大学附属北京儿童医院

病例 6

主动脉根部占位性病变：
心肌梗死，原因悬而未决

【病史、体征及相关检查】

患者，男性，46 岁。

主诉：胸闷 2 个月，突发胸痛 3 小时。

现病史：患者 2 个月前出现胸闷。突发胸痛 3 小时于县级医院就诊。当地医院急诊心电图提示"广泛前壁心梗"。后拟"急性心肌梗死"转入我院。患者无发热病史。

既往史：既往体健，否认糖尿病、高血压病史。

体格检查：半卧位，四肢末梢循环差；血压 80/60mmHg；心率 100 次 / 分，心音低钝；各瓣膜区未闻及明显杂音。双肺闻及大水泡音。

实验室检查：白细胞 $22.98 \times 10^9/L$，中性粒细胞比例 84.6%，红细胞 $5.37 \times 10^{12}/L$，血小板 $550 \times 10^9/L$；肌钙蛋白 I 0.20ng/ml，BNP 8pg/ml；肌酸激酶 146U/L，肌酸酶同工酶 24U/L。

【超声心动图】

- 左室长轴切面：心脏大小基本正常，心腔内未见异常回声；左室舒张末内径 52mm，升主动脉内径 26mm，左室壁厚度 10mm（图 3-6-1）。左室收缩功能减低，EF 为 21%。重点显示主动脉时，在主动脉根部出现一类圆形中等回声的团块，大小为 13mm×11mm，随心动周期有一定的活动度（图 3-6-2）。CDFI 心腔内未见异常血流信号（图 3-6-3）。
- 主动脉短轴切面：于主动脉内近左冠窦冠状动脉开口附近探及一中等回声团块漂动（图 3-6-4）。
- 左室短轴切面：前间隔，左室前壁运动减低（图 3-6-5）。
- 心尖四心腔切面：心脏大小基本正常。左室心尖部室壁运动低平，左室侧壁运动减低（图 3-6-6）。CDFI 收缩期二尖瓣见少量反流信号（图 3-6-7）。舒张期血流频谱无异常（图 3-6-8）。

【超声心动图提示】

- 主动脉根部实质性占位性病变：乳头状弹力纤维瘤可能；
- 节段性室壁运动异常；
- 二尖瓣反流（轻度）；
- 左室收缩功能减低。

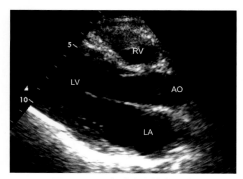

图 3-6-1　心脏大小基本正常

左室长轴切面见心脏大小基本正常，心腔内未见异常回声；左室收缩功能减低，EF 为 21%

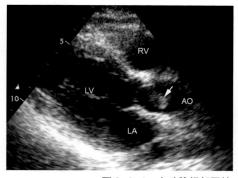

图 3-6-2　主动脉根部团块

左室长轴切面重点观察主动脉时在主动脉根部出现一类圆形中等回声的团块，随心动周期有一定的活动度（箭头）

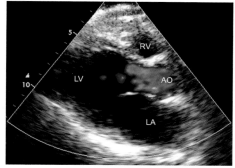

图 3-6-3　心腔血流无异常

左室长轴切面 CDFI 心腔内未见异常血流信号

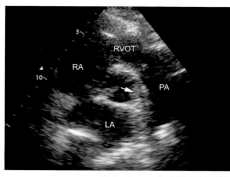

图 3-6-4　主动脉根部团块

主动脉短轴切面于主动脉内近左冠窦冠状动脉开口附近探及一中等回声团块漂动（箭头）

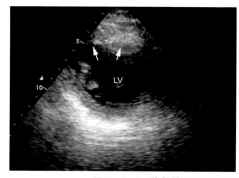

图 3-6-5　节段性室壁运动异常

左室短轴切面显示前间隔，左室前壁运动减低（箭头）

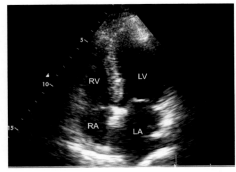

图 3-6-6　节段性室壁运动异常

心尖四心腔切面心脏大小基本正常，左室心尖部室壁运动低平，左室侧壁运动减低

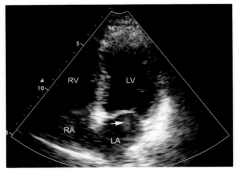

图 3-6-7　二尖瓣见反流

心尖四心腔切面 CDFI 收缩期二尖瓣见少量反流信号（箭头）

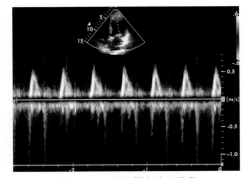

图 3-6-8　舒张期血流无异常

心尖四心腔切面舒张期二尖瓣口血流频谱无异常

【鉴别诊断】

- 主动脉内赘生物：赘生物多发生于感染性心内膜炎。该患者无感染发热病史，因而不考虑赘生物。
- 主动脉内血栓：血栓形成有一定的病理基础，主动脉血流速度快，不易形成血栓。主动脉内的血栓多发生在主动脉夹层的假腔内。该患者无夹层。亦不考虑血栓。
- 主动脉内肿瘤：发生于主动脉的肿瘤非常少见。黏液瘤发生于主动脉内少见。该病例主动脉内的回声和活动度疑似乳头状弹力纤维瘤，可能为乳头状弹力纤维瘤。

【诊治经过】

由于患者心功能持续不能恢复，经讨论决定转往上级医院就诊。患者转送省级医院中抢救无效死亡。

【分析讨论】

- 急性心肌梗死的原因分析：该病例的主要表现是"急性心肌梗死"。而导致心肌梗死的原因可能是主动脉根部占位性病变。该病变位于左冠窦邻近左冠状动脉开口处。一方面可能是瘤体阻塞左冠状动脉，另一方面也可能是瘤体表面的瘤栓脱落阻塞冠状动脉所致。
- 主动脉内占位性病变性质分析：发生于主动脉的肿瘤非常少见。本病例可能是附着于主动脉瓣的乳头状弹力纤维瘤。心脏乳头状弹力纤维瘤是一种罕见的良性心脏肿瘤，占原发心脏肿瘤的10%，仅次于黏液瘤居第二位。病变最常见于左心瓣膜，以二尖瓣相对常见。大多数无临床症状，可因超声心动图检查而偶然发现。如瘤体产生梗阻和栓塞可产生相应的临床表现。本例患者因瘤体阻塞或瘤栓栓塞左冠状动脉而导致急性心肌梗死，超声心动图表现为左冠状动脉受累的室壁出现运动异常。遗憾的是患者转诊后死亡，无病理结果证实。

作者：王清木，颜如玉

单位：泉州市第一医院

病例 7

右房恶性肿瘤：心脏原发性血管肉瘤

【病史、体征及相关检查】

患者，男性，74 岁。

主诉：突发晕厥，意识丧失半月。

现病史：半月前患者晨起无明显诱因出现晕厥，意识丧失，无大小便失禁，5 分钟后清醒，伴大汗，发病前 2 日因劳动强度大而无力。无胸痛、胸闷、黑蒙、呼吸困难、活动后心累气促、咳嗽、咳痰、双下肢水肿。于当地医院就诊行超声心动检查发现心脏肿物。为求确诊收入我院。自发病以来，患者饮食、二便正常，体重无明显变化。

既往史：有糖尿病病史 13 年，服用二甲双胍，阿卡波糖片，血糖控制尚可。否认高血压、冠心病、糖尿病史。

家族史：否认家族遗传病史，无吸烟史、酗酒史。

体格检查：血压 130/80mmHg。神清，精神可。无皮下出血。双肺呼吸音清，未闻及干、湿啰音。心率 76 次／分，律齐；二、三尖瓣听诊区闻及收缩期杂音；未闻及心包摩擦音。腹软，无压痛、反跳痛和肌紧张，肝、脾肋下未触及，移动性浊音（－）。双下肢无水肿。

【超声心动图】

- 胸骨旁左室长轴切面：左房增大。CDFI 显示收缩期二尖瓣左房侧可见反流信号（图 3-7-1）。
- 胸骨旁右室流入道切面：右房增大，顶部可探及大小约 33mm×58mm 的中等回声团块，内部回声不均匀，表面不光滑；该团块以宽基底紧密贴附于右房顶部，与右房壁关系密切，位置固定；形态不随心动周期改变。右房上、下腔静脉开口处未探及异常回声。团块内部可见多个小片无回声区，CDFI 显示区可见一宽约 2.5mm 双期血流信号自一无回声区进入右房内。收缩期三尖瓣右房侧可见反流信号（图 3-7-2）。

- 大动脉短轴与胸骨旁四心腔过渡的切面：右房顶部可见实性中等强度回声团块，活动度差，与右房壁关系密切。团块内部可见多个小片无回声区，CDFI 显示团块内血流信号丰富，一小束双期血流信号进入右房。收缩期三尖瓣右房侧可见中量反流信号（图 3-7-3）。

- 心尖四心腔切面：双房扩大；右房顶部可见实性中等强回声团块，与右房壁关系密切，不活动。团块内部可见多个小片无回声区。CDFI 显示一小束双期血流信号自无回声区进入右房内，脉冲多普勒显示该血流为双期血流信号。收缩期二、三尖瓣口心房侧可见反流信号（图 3-7-4，图 3-7-5）。

- 剑突下切面：右房内实性占位，至下腔静脉近心端，团块位置固定，与右房壁关系密切，内部可见多个小片状无回声区。CDFI 显示团块内异常血流束进入右房腔及下腔静脉近心端（图 3-7-6）。

【超声心动图提示】

- 右房内恶性实质性占位性病变：血管肉瘤可能性大；
- 双房扩大；
- 二尖瓣反流（中度）；
- 三尖瓣反流（轻度）。

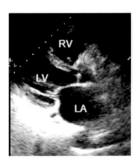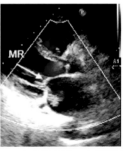

图 3-7-1 左房增大及二尖瓣反流

胸骨旁左室长轴切面见左房增大（左图）；CDFI（右图）收缩期二尖瓣左房侧反流信号（箭头）

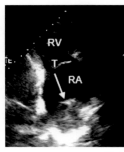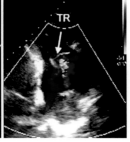

图 3-7-2　右房内实质性团块

胸骨旁右室流入道切面于右房内见实性中等强度回声团块（箭头），位置固定，团块内部可见多个小片无回声区（左图）。CDFI（右图）团块内血流信号丰富；收缩期三尖瓣右房侧见中度反流信号（箭头）

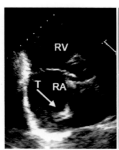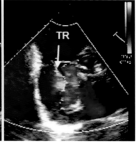

图 3-7-3　右房内实质性团块及三尖瓣反流

大动脉短轴与胸骨旁四心腔过渡的切面显示右房内实性中等强度回声团块（左图，箭头）；CDFI 见三尖瓣反流信号（右图，箭头）

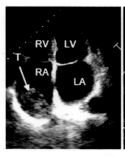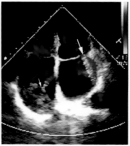

图 3-7-4　右房内实质性团块

心尖四心腔切面右房内可见实性中等强度回声团块（左图），其内小片无回声。CDFI（右图）见并见血流信号由无回声区进入右房腔（小箭头），并见二尖瓣反流信号（大箭头）

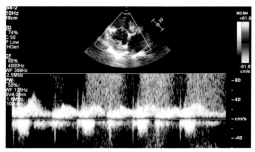

图3-7-5　右房团块内双期血流信号

四心腔切面脉冲多普勒显示团块内双期血流信号进入右房腔

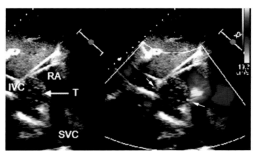

图3-7-6　右房内实质性团块及血流

剑突下切面见右房内实质性团块（左图，箭头）达下腔静脉入右房口，并见异常血流信号进入右房腔及下腔静脉近心端（右图，箭头）

【鉴别诊断】

- 心脏横纹肌肉瘤：心脏横纹肌肉瘤是一种由间充质细胞分化成横纹肌的恶性实体瘤，是最常见的儿童恶性心脏肿瘤。在成年人中，多于30～40岁发病，发病率仅次于血管肉瘤，瘤体好发于心室肌，也可位于室间隔，使心腔或流出道受压。瘤体通常较大，呈分叶状，表面不光滑，活动性差，可广泛浸润周边组织。多数患者有心包、瓣膜受累、上下腔静脉梗阻等表现。本例患者为74岁男性，肿物位于右房内，超声心动图检查第一诊断考虑为血管肉瘤，但是横纹肌肉瘤并不能排除。

- 心脏纤维肉瘤：心脏纤维肉瘤是一种心脏结缔组织中成纤维细胞来源的恶性肿瘤，较为罕见，瘤体好多发，心肌、心包及双侧心腔均可受累。50%患者有瓣膜受累表现。本例患者为单发右房占位，因此同上述横纹肌肉瘤，纤维肉瘤虽不作为第一诊断考虑，但也不能排除。

- 心脏骨肉瘤：原发性心脏骨肉瘤其分子机制尚不明确，目前认为其来源于间质干细胞。通常发生于邻近肺静脉入口的左房后壁，也可发生于心室壁，瘤体可突向心腔内，较大时甚至阻塞房室瓣瓣口。本例患者为右房内孤立性占位，第一诊断不考虑骨肉瘤。

- 原发性心脏淋巴瘤：罕见，尤其是在免疫能力强的患者中。发病年龄中位数为 64 岁，男女比例为 3：1。患者常伴有 EBV 阳性的侵袭性 B 细胞淋巴瘤。最常见于右房，50% 患者有心包积液（通常较大）。本例患者为 74 岁老年男性，右房内孤立性占位，与心房壁关系密切，心包腔内未见明显液性暗区，也无淋巴瘤等其他免疫相关疾病，因此不考虑心脏淋巴瘤。

- 心脏转移瘤：恶性肿瘤的心脏转移不少见，但较原发性肿瘤多见，恶性肿瘤的右心转移较左心为多，可导致右室流出道梗阻。转移瘤好发部位依次为：心包（约占 90%）、心肌和心内膜，心腔内转移少见。其中肾细胞癌可通过静脉系统或造血系统转移至心脏，转移性肾细胞癌累及 IVC-RA-RV 时，应注意同静脉内平滑肌瘤鉴别。转移性类癌几乎只影响心脏右侧，右室的流入部分最常受累，三尖瓣和肺动脉瓣受类癌细胞释放的血管活性物质的影响，瓣膜增厚、回声增强、活动受限，导致瓣叶功能障碍。结合患者病史及超声心动图观察，本例患者右房占位较大，且腔静脉内及瓣叶尚未累及，很少会考虑除原发性肿瘤以外的其他疾病。

【心脏磁共振】

- 普通扫描：右房内近后壁见一不规则软组织信号，大小 51.2mm×36.3mm×35.5mm，信号欠均匀，部分向外突出，位置固定，右房活动受限，肿块与心包分界不清，左房后壁局部受累（图 3-7-7）。

- 增强扫描后：右房内近后壁肿块呈不均匀强化，内见片状不规则稍低信号，与左房后壁、下腔静脉、心包关系密切（考虑受累）（图 3-7-8）。

- 综合考虑：右房实质性占位性病变，恶性可能大。

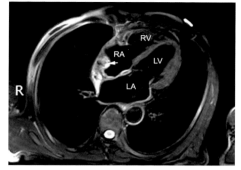

图 3-7-7　右房内实质性团块

心脏磁共振成像四心腔切面显示右房内近后壁不规则软组织信号，与心包分界不清，左房后壁局部受累（箭头）

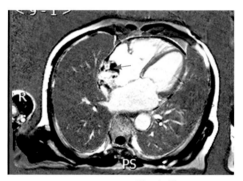

图 3-7-8　CT 增强扫描

右房内近后壁肿块呈不均匀强化，内见片状不规则稍低信号，与左房后壁、下腔静脉、心包关系密切（箭头）

【手术结果】

术中所见：右房肿块，以较宽蒂位于房壁侧位，肿块呈分叶状，侵及右房后心包及下腔静脉入口处。

【病理】

- 肉眼观察所见：肿物呈灰白组织一块，大小 40mm×40mm×20mm，切面灰褐实性，质软。
- 显微镜下观察所见：肿瘤细胞弥漫生长，局部呈管腔样结构，细胞较幼稚，异型性明显，可见片状坏死。

- 免疫组化染色：ERG（+），CD31（+），CD34（+），Fli-1（+），SMA（+），Vimentin（+），Desmin（局灶+），ki67（+），Vimentin（+，约80%），AE1/AE3（局灶+）。
- 综合考虑：符合高级别血管肉瘤，浸润心肌组织。

【最终诊断】

右房内实质性占位性病变：心脏原发性血管肉瘤，累及周围心包组织。

【分析讨论】

- 原发性心脏血管肉瘤（primary cardiac angiosarcoma，PCAS）：是最常见的一种恶性心脏占位，占心脏恶性肿瘤的30%，来源于血管内皮细胞分化的间充质血管母细胞，好发于中年男性。PCAS多带蒂，向右房腔内生长，外观分叶状，大小不等，中央因出血及坏死内部回声常不均匀，常侵犯心外膜至心包腔，诊断时转移扩散很常见。如果有肺转移，可通过肺活检诊断肿瘤。心脏卡波西肉瘤是一种血管肉瘤，见于免疫功能低下的个体，如获得性免疫缺陷综合征（AIDS）患者。
- PCAS的发病率：PCAS较为罕见，占所有切除的心脏原发肿瘤的10%以下，而在尸检中发现的肿瘤不到0.3%。
- PCAS的临床表现：PCAS患者临床表现依瘤体累及范围和程度不同。早期多无明显的临床症状及体征。由于PCAS通常发生在右房或心包，因此晚期可出现右心衰竭、心包疾病或腔静脉阻塞的典型临床表现。如发生转移，可表现为疲乏、恶病质等不同临床特征。
- 本病例特点：本例患者为74岁老年男性，经胸超声心动图检查提示右房内孤立性占位，位置固定，与心房壁关系密切，肿块内部可见因出血及坏死出现的不规则片状无回声区，并可见丰富血流信号。心脏磁共振成像确定肿块周边心包受累。
- PCAS的治疗：PCAS治疗目前临床上尚无共识，手术、化疗和放射治疗预后差。如无明显转移或手术禁忌证，根治性手术为最重要的治疗方法。无法手术切除的患者9～12个月的生存期仅为10%。影响手术治疗最主要的问题是肿瘤浸润心肌、瓣膜及心包甚至冠状动脉。所以手术完全切除的可能性较小，多为减瘤的姑息手术。PCAS患者开胸心脏手术风险较高，临床多见于术后 1 个月内突发循环衰竭死亡。本例患者就诊时无远处转移，且心脏内瓣膜、冠状动脉等尚未累及，因此行手术治疗，切除肿块及受累部分心包组织，术后放疗或化疗可延长生存期。

【经验体会】

■ 心脏恶性肿瘤中，肉瘤占 75%。可发生于任一心腔，以右房为主。恶性肿瘤往往侵入心肌组织，破坏正常解剖结构，未经治疗，预期寿命仅有几个月。PCAS 常累及右房或心包，因此晚期可出现右心衰竭、心包疾病或腔静脉阻塞的典型临床表现。如发生转移，可表现为疲乏、恶病质等不同临床体征。

■ 对于发现心房占位患者，超声心动图医师在行超声心动图检查时，除常规扫查剑突下切面，以便确定是原发心房占位还是由下腔静脉延续而来外（静脉内平滑肌瘤？转移性肾细胞癌？），同时还要注意肿块是否累及瓣膜、心包及心包外组织。最后，须结合患者自身病史、免疫指标及临床体征等进行综合分析以明确诊断。

■ PCAS 治疗目前临床上尚无共识，手术、化疗和放射治疗预后差。如无明显转移或手术禁忌证，根治性手术为最重要的治疗方法，心脏原位移植术可明显提高长期生存率。有转移或者无法手术者只能行最大限度的姑息手术及术后放疗或化疗，可能延长生存期。

【学习要点】

■ PCAS 等心脏原发恶性肿瘤常侵犯心肌等周围组织，一旦确诊，如不治疗，仅有几个月寿命。患者术后预后效果差，术后化疗和放射治疗，可延长生存期。但如何提高此类患者的生存率是需要进一步临床探索的问题。

■ PCAS 患者早期多无明显症状，因此提高对该病临床及影像表现的认识，有助于早期发现及早期干预。

作者：王月丽
单位：首都医科大学附属北京安贞医院超声心动图一部

病例 8

血管肉瘤：反反复复的心包积液

【病史和体征】

患者，女性，79 岁。

主诉：胸闷 1 个月，再发半月。

现病史：患者 1 个月前活动（如上坡、快走）后出现胸闷，胸骨后为主，伴有腹胀，颜面部、双下肢浮肿。少许咳嗽、无痰，休息后可缓解。无发热，开始未重视。但气闭腹胀、浮肿逐渐加重，由家属送至浙江大学附属第一医院。超声心动图检查提示"心包积液"。心包积液生化常规、TSPOT、PET-CT 等，未能提示心包积液原因。给"利尿、心包穿刺"等治疗后气闭好转、出院。半月前再次出现胸闷，双下肢水肿，至当地医院就诊，对症处理后上述症状未好转。再次就诊浙江大学附属第一医院，急查超声心动图，提示"心包积液（中 - 大量），主动脉硬化，主动脉瓣退变伴钙化，主动脉瓣、二尖瓣及三尖瓣轻度反流，双房增大，房颤"。为进一步诊治，再次以"心包积液"收住入院。自发病以来，神志清，精神一般，食欲缺乏、睡眠差，二便无特殊，体重变化情况不详。

既往史："高血压" 10 余年，最高血压不详，未规律服药治疗。既往脑膜瘤手术史，余无特殊。

家族史：无特殊，直系亲属无类似疾病。

体格检查：神清，精神一般，颈静脉怒张，双肺呼吸音粗，心率 84 次 / 分，心律绝对不齐，心音遥远低钝，S1 强弱不等，无额外心音，无杂音及心包摩擦音。腹软，无压痛、反跳痛，肝颈静脉回流征弱阳性，双下肢轻度浮肿，颜面部浮肿。

【超声心动图】

2015-12-28 超声心动图

- 左室长轴切面：左房扩大；心包腔探及液性暗区，舒张期右室前壁之前液性暗区宽度为 20mm，左室后壁之后液性暗区宽度为 23mm（图 3-8-1）。
- 左室短轴切面：心脏外侧均探及液性暗区，其中舒张期左室侧壁之外液性暗区宽度为 25mm（图 3-8-2）。

【超声心动图提示】

心包积液（大量）。

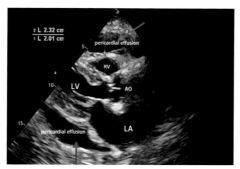

图 3-8-1　心包积液

左室长轴切面显示左房扩大；心包腔探及液性暗区，舒张期右室前壁之前液性暗区宽度为 20mm（红箭头），左室后壁之后液性暗区宽度为 23mm（蓝箭头）

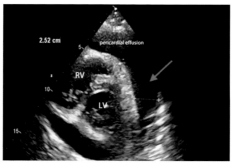

图 3-8-2　心包积液

左室短轴切面心脏外侧均探及液性暗区，其中舒张期左室侧壁之外液性暗区宽度为 25mm（红箭头）

2015-12-30 超声心动图

- 右房内团块：右房内探及多枚强回声团块，较大一枚大小约 9.8mm×9.3mm，可见细小底部附着于右房壁（图 3-8-3）。
- 右房外侧壁团块：右房外侧壁等回声团块，心尖部脏层心包普遍增厚，见一强回声团块（图 3-8-4）。
- 心尖部脏层心包团块：心尖部脏层心包普遍增厚，可见一强回声团块，大小约 39mm×16mm（图 3-8-5）。
- 心肌超声造影（MCE）检查：经静脉注入超声造影剂后，右房壁与心包腔内团块内回声增强；脏层心包增厚结构回声亦增强；心包腔内未见造影剂增强（图3-8-6）。

2016-01-04 超声心动图

- 右房前上方近右心耳处探及38mm×26mm液性暗区，与右房相通，内探及多个低回声团块，大者21mm×14mm，位置固定，其周边及左室心尖部下壁后方脏层心包内探及明显增厚低回声区。

【超声心动图提示】

- 心包积液（大量）；
- 右房内多发实质性团块：考虑为小血栓；
- 心包腔多发实质性团块：考虑为肉芽肿性病变可能，血管肉瘤不除外；
- 心包增厚：考虑为慢性炎性改变。

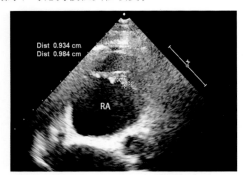

图3-8-3　右房内多发实质性团块

右房内探及多枚强回声团块，较大一枚大小约9.8mm×9.3mm，可见细小底部附着于右房壁（红箭头），考虑为小血栓

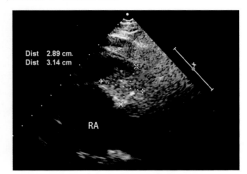

图3-8-4　右房外侧壁团块

右房外侧壁探及一等回声团块，大小约31mm×29mm，内可见管状回声（红箭头）

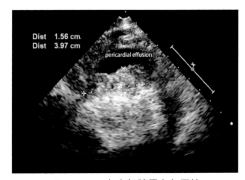

图 3-8-5　心尖部脏层心包团块

心尖部脏层心包普遍增厚，可见一强回声团块，大小约 39mm×16mm（红箭头）

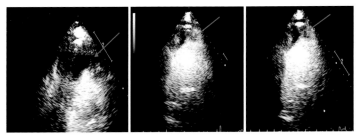

图 3-8-6　心肌超声造影（MCE）检查

注射 SONOVUE　0.5ml 团注两次，可见右房壁占位性病变高增强，心包腔内未见造影剂增强（左图，箭头）。另见脏层心包增厚结构高增强（中图，箭头）。右房壁与心包腔内占位高增强（右图，箭头）。提示肉芽肿性病变可能是血管肉瘤，不除外脏层心包充血，慢性炎性改变，心包腔内未见造影剂

【超声心动图多次检查情况】

患者入院后多次超声心动图检查，心功能及心包积液变化情况（表 3-8-1，表 3-8-2，图 3-8-7）。

表 3-8-1 患者心功能变化情况

检查时间	HR (次/分)	AO (mm)	LA (前后径 mm)	LA (左右径 mm × 高度 mm)	IVST (mm)	LVPWT (mm)	LVDd (mm)	LVDs (mm)	LVEF (%)	FS (%)	RA (左右径 mm × 高度 mm)	肺动脉收缩压 (mmHg)	TR	IVC (mm)
2015/11/6	99	26	41		8	10	34	22	65	35			轻度 +	
2015/11/7	99	26	37		8	7	43	27	68	38	99		轻度 +	
2015/11/10			44	44×64			37		60					
2015/11/16			44	48×67			43		65		46×59	31	中度 −	
2015/12/7	101	31	49		8	10	38	24	69	38			轻度	
2015/12/8		27	49		8	7	35	24	61	38				
2015/12/11	103	31	42		10	10	33	25	53	26				增宽,变异度降低
2015/12/14			41	46×63			36		67		42×60	24	轻 - 中度	
2015/12/21			47	49×64			37		71		45×56		轻度	
2015/12/28			39	47×63			31		67				中度	增宽
2015/12/30	96	24	50		8	10	36	22	68	37		37	中度	
2016/1/4			42	44×54			36		67		41×56	31	中度	20

表 3-8-2　患者心包积液变化情况

检查时间	心包积液量	心包积液透声	左室后壁之后 (mm)	右室前壁之前深度 (mm)	左室侧壁之外深度 (mm)	下心包深度 (mm)	心尖部深度 (mm)	其他
2015/11/6	中量	好	16	12	16	18		
2015/11/7	大量	好	17	13	24	2.8	21	心包穿刺引流
2015/11/10	少量	好			0.8（收缩期）			
2015/11/16	未见							
2015/12/7	中-大量	好	18	15	22	17	16	
2015/12/8	中量+	好	20	24	23	22	16	
2015/12/11	大量	好	20	24	23	22		心包穿刺引流，抽出血性心包积液 320ml
2015/12/14	未见							
2015/12/21	局限，少量	好		8.2				
2015/12/28	中-大量	见絮状沉积物	23	20	25			
2015/12/30	大量	见絮状沉积物	25	21	30	11		
2016/1/4	大量	见絮状沉积物	20	23		14	26	
2016/1/7	大量	见絮状沉积物	24	23				双侧胸腔肋膈角处液性暗区最大径：左 70mm，右 100mm 心包穿刺置管
2016/1/10	大量	见絮状沉积物	30	46			17	双侧胸腔肋膈角处液性暗区最大径：左 83mm，右 45mm
2016/1/12	大量	见絮状沉积物	26	23	25			

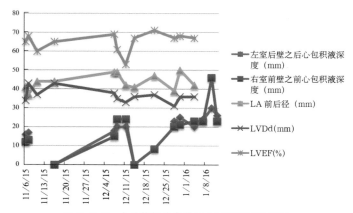

图 3-8-7　心功能部分参数及心包积液变化情况

由图可以看出，患者左房(LA)前后径、左室内径(LVDd)及左室射血分数(LVEF)随心包积液量的增多而下降

【诊治经过、实验室及其他影像学检查】

- 2015-11-08 心包积液常规：蛋白 42.912g/L，胸水乳酸脱氢酶 197U/L。

- 2015-11-09 心包液涂片：未见肿瘤细胞。

- 2015-11-13 PET-CT：心包少许积液，心包稍增厚，右房增大，周围脂肪间隙条片状 FDG 代谢增高，建议超声密切随访，双肺下叶、右肺上叶散在炎症灶，双侧胸腔积液，纵隔内多发小淋巴结影，FDG 代谢轻度增高，建议随访；枕骨局部骨质密度减低，未见 FDG 代谢增高，考虑量性病变，建议 CT 随访；全身（包括脑）PET 显像未见 FDG 代谢明显异常增高灶。"脑膜瘤术后改变"；脑中线钙化灶；老年性脑改变；左上颌窦炎症；肝内多发点状钙化灶；胆囊慢性炎症；回盲部肠系膜钙化灶；椎体退变；双侧颈动脉、冠脉、主动脉及双侧髂动脉硬化（图 3-8-8）。

- 2015-11-13 心包积液涂片：未见肿瘤细胞。

- 2015-11-14 心包积液一般细菌培养及鉴定＋药敏：培养 7 天无细菌生长。抗核抗体系列阴性。

- 2015-12-07 CT：右肺上叶纤维灶，双侧胸腔积液，心影增大、心包积液。

- 2015-12-10 结核感染 T 细胞检测（TSPOT）：阴性（混合淋

巴细胞培养：无反应；TB 群体反应抗体检测：无反应；MTB 抗原 ESAT-6：0；MTB 抗原 CFP-10：0）。

- 2015-12-11 血液：AFP 1.5ng/ml，CEA 1.6ng/ml，CA125 79.7U/ml（↑），CA199 3.5U/ml，铁蛋白 74.1ng/ml（↑），CA153 14.7U/ml。

- 2015-12-11 心包积液：超声引导心包腔穿刺抽液（图 3-8-9）。AFP 1.3ng/ml，CEA 1.4ng/ml，CA125 85.8U/ml（↑），CA199 4.2U/ml，铁蛋白 71.7ng/ml（↑），CA153 12.3U/ml

- 2015-12-13 胸水乳酸脱氢酶：267.0U/L（↑）。

- 2015-12-14 心包积液涂片：未见肿瘤细胞。

- 2015-12-25 CMR：心包积液伴混杂信号，穿刺术后改变考虑。

- 2015-12-26 颅脑 MR：前部大脑镰右侧占位，脑膜瘤考虑；老年性脑改变。

- 2015-12-28 CT：右房前缘异常密度影，局部造影剂外漏包裹部分血栓形成，心包血性积液考虑；两侧胸腔积液伴两下肺膨胀不全（图 3-8-10～图 3-8-12）。增强扫描可见部分造影剂外漏包裹，内见低密度充盈缺损，与右房关系密切，心包腔内见弧形液性密度影（图 3-8-11，图 3-8-12）。

- 2015-12-31 胸水涂片：未见肿瘤细胞。

- 2016-01-08 胸水及心包积液涂片：未见肿瘤细胞。

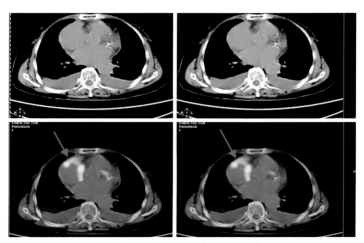

图 3-8-8　PET-CT 心包少许积液

2015-11-13 PET-CT 提示心包少许积液，心包稍增厚，右房增大，周围脂肪间隙条片状 FDG 代谢增高（红箭头）

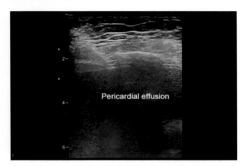

图 3-8-9　超声引导下心包穿刺

2015-12-11 超声引导下心包穿刺，红箭头所指为穿刺针回声

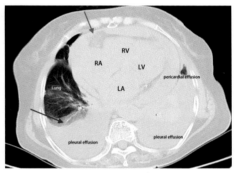

图 3-8-10　心脏 CT

2015-12-28 右房前缘见密度不均匀（红箭头），两侧胸廓对称，气管居中，两肺纹理清晰，两侧胸腔内见弧形液性密度影（蓝箭头），其内缘见条状高密度影。各叶段支气管腔通畅，未见明显狭窄和扩张

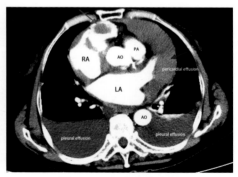

图 3-8-11　心脏增强 CT

2015-12-28 CT 增强扫描可见部分造影剂外漏包裹，内见低密度充盈缺损（红箭头），与右房关系密切，心包腔内见弧形液性密度影（蓝箭头）

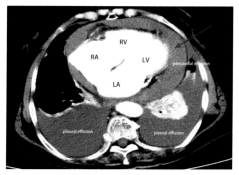

图 3-8-12　心脏增强 CT

2015－12－28 CT 增强扫描心包腔内见弧形液性密度影（蓝箭头），CT 值 43HU

【临床初步诊断】

- 右房实质占位（考虑心脏来源恶性肿瘤，血管肉瘤不能除外）；
- 右房附壁血栓；
- 大量心包积液；
- 胸腔积液；
- 高血压病。

【手术情况】

- 手术名称：心脏占位开胸活检术。
- 手术时间：2016－01－13。
- 手术指征：患者反复血性心包积液，超声心动图及增强 CT 提示右房占位。
- 术前经食道超声心动图：心包腔右房近右心耳附近见低回声（图 3-8-13）。
- 术中所见：心包填塞改变，心包腔内血性大量积液，双侧胸腔积液。心包与心脏局部紧密粘连，右房侵犯后浸润性改变，局部破裂与心包腔相通（图 3-8-14）。全心脏广泛炎性渗出后改变。予剥脱心包，吸尽心包腔及胸腔积液，清除部分心包下肿块及渗出组织，送冰冻报告"凝血块及纤维素炎性渗出考虑"（图 3-8-15）。修补破损右房，放置心包开窗引流管。患者心肌收缩差，心功能衰竭，血管活性药物使用效果不佳，且合并内环境紊乱，合并贫血等并发症。

■ 术后经食道超声心动图：右心增大，右室壁运动减弱，上下腔静脉增宽，随呼吸变化＜20%，三尖瓣中度反流，左室壁运动尚可。

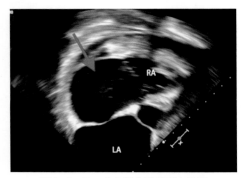

图 3-8-13　术中经食道超声心动图

心包腔右房近右心耳附近见低回声，范围约 30mm，边界不清，心包腔内大量积液，内见絮状纤维条索回声（红箭头）

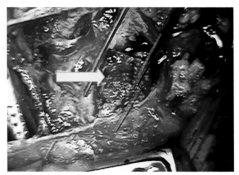

图 3-8-14　术中所见

右房内肿物，侵犯后浸润性改变（箭头）

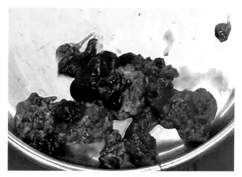

图 3-8-15　术中标本

切除的心包病变组织

【病理结果】

- 手术标本送检情况：心包下组织。
- 右心包：纤维蛋白及炎性渗出物伴少量间皮细胞增生，区域查见少量异型细胞。免疫组化：Calretinin（CR）（-），Meso-cell（Mes）（-），EMA（-），Desmin（-），CK（pan）（-），D2-40（-）。
- 心包内及右房表面：大片纤维蛋白渗出物及坏死物中查见少量肿瘤组织，呈乳头状排列，细胞异型明显。少量恶性肿瘤（肉瘤首先考虑）。免疫组化：CD31（血管瘤）（+），FVIII-RAg（+），Ki-67（高）（恶性程度高），CK5/6（-），Calretiinin（CR）（-），Meso-cell（Mes）（-）。
- 结论：（心包内及右房表面）少量恶性肿瘤，免疫组化符合血管肉瘤。

【鉴别诊断】

- 淋巴瘤：淋巴瘤约占原发性心脏肿瘤的 1.3%。男性发病率约为女性的 2 倍，免疫受损患者属于高危人群。本病进展快速，早期患者一般无特征性临床表现，症状主要与肿瘤的大小及部位相关，常见症状包括呼吸困难、全身症状、胸骨疼痛、心律失常等，累及心包时可表现为心包积液和（或）心包肿块，约 50% 患者发生心力衰竭。心脏恶性淋巴瘤多发生于右心腔，以右房为主，＜ 10% 的病例发生于左心腔，1/3 的病例发生于心包。肿瘤常表现为灰白色结节状或不规则状肿物，沿心内膜浸润性生长，可浸润侵及心肌组织，累及心包膜时可引起心包积液，少数病例可侵犯、包裹大动脉、冠状动脉及腔静脉。原发性心脏淋巴瘤多为 B 细胞来源，尤其是弥漫大 B 细胞型淋巴瘤（DLBCL），约占已报道病例总数的 75%；T 细胞来源者主要与人类 T 淋巴细胞白血病病毒 I 型（HTLV-1）相关。弥漫大 B 细胞淋巴瘤 CD20、CD19 及 CD79a 表达阳性。本病影像学检查缺乏特异性，确诊困难。超声心动图多表现为低回声团块，可伴心肌浸润及心包积液。CT 及 MRI 可更好地反映肿瘤的定位及与周围组织的关系，CT 表现为相对于心肌层的低密度或等密度肿块，病灶增强后不均匀强化，边缘可清晰或不清晰。MRI 示病灶边缘模糊，信号不均，与正常心肌的信号强度相比，T_1WI 常表现为与心肌等信号，T_2WI 等信号区域中混杂着高信号的结节状病灶，增强后不均匀强化。PET-CT 可有效地显示出全身增殖及代谢情况。晚期肿瘤侵犯心包、胸膜，表现为心包局限性或普遍性增厚，以及多个结节或肿块附着于心包、胸膜上，可伴有心包、胸腔积液。本例患者超声心动图检查发现右房及心包内团块，伴大量血性心包积液，PET-CT 提示团块 FDG 代谢增高，故应考虑恶性肿瘤，在无病理学诊断时本病不可除外。

■ 心脏黏液瘤：本病是原发性心脏肿瘤中最常见的一种，常见发病年龄 30～60 岁，平均年龄为 50 岁，男女发病率比例约 1∶1.8。分为散发、家族性或混合性，其中以散发最为常见。75% 黏液瘤位于左房，20% 位于右房，5% 见于心室。约 69% 黏液瘤起源于卵圆窝或其附近（包括绝大多数右房黏液瘤），28% 起源于房间隔下缘。黏液瘤外形多样，生长速度缓慢，多体积较大，呈圆形或类圆形，表面光滑，镜下可见肿瘤由丰富的非晶状黏多糖堆积排列而成，其主体基质中可见黏液瘤细胞、少许纤维样结构及多个薄壁血管呈特征性排列。其病理生理改变及临床表现引起生长部位、大小、活动度、有无出血坏死及生长速度不同，而个体差异极大，主要症状包括血流阻塞现象、栓塞症状及全身症状。二维超声心动图可于左心长轴及四心腔切面清楚显示肿瘤。肿瘤常表现为左房内致密团状回声，由一蒂连于房间隔卵圆窝边缘，瘤体回声较均匀，较大者中央可出现液性暗区。肿瘤形态可变、活动度好，收缩期位于心房，呈圆形，舒张期移向房室尖瓣口，呈椭圆形，肿瘤大者可阻塞房室瓣口血流，和（或）引起房室瓣关闭不全。本例患者肿瘤位于右房为主，形态不规则，边界不清，活动度差，且合并大量反复出现的血性心包积液，不符合本病表现，故不考虑本病。

- 右房血栓：右房血栓多继发于房颤、三尖瓣狭窄、严重右心衰等右房排空障碍、右房扩大、右房内血流淤滞的疾病，也可由静脉系统血栓回流入右房所致。前者血栓与右房附着面较广，形态不规则，回声不均，活动度小；后者则一般不大，漂浮于右房，很容易通过三尖瓣进入右室、肺动脉，进而引起肺栓塞。本例患者为老年女性，既往无房颤、三尖瓣狭窄等病史，实验室检查未提示凝血功能异常，CT 增强及超声造影提示团块不均匀增强，PET-CT 提示团块 FDG 代谢增高，不符合血栓影像学表现，故不考虑本病。

【分析讨论】

- 疾病概述：心脏肿瘤以继发性为主，其原发肿瘤包括淋巴瘤、白血病、恶性黑色素瘤、肺癌及乳腺癌。原发性心脏肿瘤罕见，发病率仅 0.0017% ～ 0.0033%。在成人约 1/4 的原发性心脏肿瘤为恶性，其中多为肉瘤，而儿童心脏肿瘤中恶性肿瘤占比＜ 10%。心脏血管肉瘤是最常见的心脏原发性恶性肿瘤，占整个心脏肿瘤的 15% ～ 35%，其好发年龄为 30 ～ 50 岁，男女比例（2 ～ 3）∶1，男女性发病年龄无明显差异；其次为淋巴肉瘤。有国外报道提示，从心脏恶性肿瘤的患者出现症状到明确诊断平均历时 3.6 个月（15 天至 18 个月）。心脏血管肉瘤可发生于心脏任何心腔，但以右房最为常见，约占 93%，特别是右房和心外膜位于心外膜者，除广泛侵及心包腔外，还经常向心室肌壁及心腔内生长。本例患者为 79 岁女性，肿瘤位于右房及心包腔内，自发病到诊断历时 2 个月。

- 临床表现：由于肿瘤常位于右房，早期体积较小，对血流动力学影响不大，无明显症状及体征，不易被发现，导致早期诊断困难。多数患者就诊时已发生远处转移，常见的转移部位包括肺、骨、肝及脑。患者的临床症状取决于肿瘤的位置、大小、浸润范围及与周围结构的关系等。国外对 34 例心脏原发性恶性肿瘤患者的回顾性分析提示，心脏恶性肿瘤最常见的首发症状为劳力性呼吸困难（79%）、非特异性胸痛（38%）、咳嗽（21%）、阵发性呼吸困难（12%）、咯血（12%）、血栓事件（9%）

及发热（9%）亦较为多见，心包积液及胸腔积液的发生率分别为 14% 及 12%。典型的心脏血管肉瘤位于右心，并侵及心包，肿瘤可形成大出血团块，常伴血性心包积液，使肿瘤看上去像出血性团块包裹心脏。术中或心包穿刺时心包积液为血性可能提示肿瘤。切除心包或心包开窗可能缓解症状，但效果是暂时的且只是姑息性的。左心肉瘤可能在临床上酷似心房黏液瘤，质软、息肉样，但与黏液瘤不同的是，它们的位置远离房间隔并可侵及心房壁、心外软组织或凸入肺静脉。位于右室流出道的肿瘤常与肺动脉干肉瘤相连续，多为"内膜肉瘤"不伴分化（黏液肉瘤），常质软，形似息肉，有阻塞性，常与肺栓塞事件有关，可见肿瘤沿大动脉或逆行向心室生长，常发生肺转移。临床表现类似肺血栓栓塞症，并与肺动脉高压有关，大块肿瘤栓塞可引发猝死。本例患者以活动后胸闷为主要症状，反复出现大量心包积液，穿刺后可见心包积液为血性，符合心脏恶性肿瘤的表现。

- 病理特点：心脏血管肉瘤常呈"花椰菜"样，深红色团块，多位于右房腔紧邻房室沟处，体积较大，边界不清，可浸润心包，导致出血性心包炎。也可发生于静脉窦、三尖瓣、右室，罕见于肺动脉。肿瘤多由内皮细胞异常分化产生，肿瘤内部易有坏死出血。其即可表现为由吻合血管网构成的高分化肿瘤，也可表现为由间变细胞紧密排列构成的低分化肿瘤。约 2/3 的血管肉瘤有典型特征，即混有畸形乳头状增生的内皮细胞的不规则形态血管交通支，可见大且浓染的细胞核。另 1/3 病例可见有着明显浓染核仁、嗜酸性细胞质股所的卵圆形或梭形细胞。在分化较好者，瘤组织内血管腔形成明显，大小不一，形状不规则。被覆血管腔的内皮细胞大多有不同程度的异型性，可见核分裂象。分化差的血管肉瘤，细胞常呈片团状增生，形成血管腔不明显、不典型或仅呈裂隙状。瘤细胞异型性明显，核分裂象多见。镜下表现为椭圆形、偏心的细胞核，粒状染色质、缺乏核仁，充满含铁血黄素的巨噬细胞。免疫组化技术已成为血管肉瘤确诊的最重要依据，血管内皮第 VIII 因子相关抗原（FVIII-RAg）、CD34、CD31、FLI-1、ERG 对血管肉瘤有高敏感性及特异性，可用于鉴别诊断。其中 CD34 和 CD31 敏感性及特异性优于 FVIII-RAg，CD31 特异性优于 CD34。CK 为细胞角蛋白抗体，用于标志肿瘤是否上皮来源。本例患者肿瘤组织免疫组化示 CD31（+），FVIII-RAg（+），Ki-67（高），

CK（-），符合血管肉瘤的免疫组化特点。

■ 影像学在本病中的应用：

➤ 超声心动图：超声心动图是早期发现心脏肿瘤的首选方法，TTE 和 TEE 发现心脏肿瘤的敏感性分别为 93% 和 97%，可以明确肿瘤的大小、位置、活动度及与心内各结构的关系。超声心动图常表现为边界不清的结节或分叶状不均匀回声团块，常合并心包积液或肿块累及心包。TEE 可以更好地显示左房后壁、房间隔、右心和降主动脉。由于超声心动图难以全面显示肿瘤向心腔内外扩展情况及与周围组织关系，因此对心肌附壁肿瘤和心包肿瘤的诊断或心脏内外占位性病变的鉴别诊断有一定局限性。

➤ CT：CT 平扫肿瘤常表现为不均质分叶状肿块，其内变性坏死区呈低密度，增强扫描可见肿瘤是指不均匀延迟强化，可显示出其内高密度出血灶及低密度坏死灶，瘤体边缘可见粗大血管影或血管团，并可显示病灶侵犯心包及邻近血管情况。

➤ MRI：MRI 平扫表现为不均质软组织信号影，其内可见出血及坏死信号，T_1WI 常表现为与心肌等信号，T_2WI 表现为高信号，增强扫描明显不均匀强化，出血及坏死灶不强化，亦有文献报道，血管肉瘤的软组织肿块影常表现为"菜花状"，即在 T_1WI、T_2WI 等信号区域中混杂着 T_2WI 高信号的结节状病灶，Gd-DTPA 增强后肿瘤实质明显强化，囊变坏死区无强化，呈"日光放射状"外观。当肿瘤累及瓣膜，出现瓣膜活动受限；累及心包表现为心包脂肪消失、心包增厚、心包结节影和心包积液；当肿瘤出现侵犯心包或延及心外等征象有助于心脏恶性肿瘤的定性诊断。

➤ 其他影像学：PET-CT 可以用于早期发现肿瘤，区分心脏肿块的良恶性，并判断是否发生转移；常表现为代谢异常增高的肿块影，多位于右房内，肺转移的患者可伴双肺结节或斑片状的转移灶，或全身溶骨性骨破坏。冠脉造影可以了解心脏肿瘤的血供情况及肿瘤是否累及冠状动脉。心肌断层显像检查时心脏肿瘤呈高代谢，可区分心脏肿块良恶性。

■ 治疗：本病进展迅速，尚无理想治疗手段。目前首选治疗方法为外科手术切除联合放、化疗，手术肿块切除对于缓解临床症状效果显著，但由于该病早期诊断困难，发现时往往肿瘤组织已经侵犯心肌及其邻近器官，甚至转移，使得多数病例难以完全切除，术后复发率高，90% 的患者诊断后 9 ～ 12 个月死亡。完整的手术切除＋辅助化疗可以延长生存期。

- 预后：由于心脏血管肉瘤生长迅速，多数患者诊断时已发生转移，并在明确诊断 1 年内死亡，预后极差。是否根治性切除是影响预后的最重要因素，其他影响预后的因素还包括病变部位、是否坏死或转移、治疗方案的选择、有丝分裂指数。年龄、性别和病理分级并不影响预后。对于无明显转移征象的患者，应尽可能行手术切除；而对于已经发生转移的患者，应先行化疗或联合放疗，可延长患者生存期并有可能获得手术切除的机会。

- 总结：综上所述，对于心脏血管肉瘤，可通过临床病史、影像学、病理学形态及免疫组化指标确诊。患者多以胸闷、气促起病，影像学检查示侵袭性生长的右房占位，常伴有心包积液，病理检查可找到血管分化的证据及异型细胞。对于本例患者，反复出现的血性心包积液、多项肿瘤指标的增高及影像学表现均提示了本病，但由于本病较为罕见，使临床医师的诊断过程较为曲折。因此在临床诊疗过程中，对反复出现心包积液的患者，需要拓宽诊疗思路，积极查因并追踪随访，以尽早明确病因。

作者：郑哲岚
单位：浙江大学附属第一医院

病例 9

左房骨肉瘤：原发于心脏的恶性肿瘤

【病史、体征及相关检查】

患者，女性，34 岁。

主诉：活动后心累、气紧 10 天，发热、咳嗽 5 天。

现病史：10 天前，患者无明显诱因出现活动后心累、气紧，偶有心悸，伴黑蒙，夜间不能平卧，不伴发绀、心前区疼痛、下肢水肿。就诊于当地医院，行超声心动图检查示：左房黏液瘤，二尖瓣继发性狭窄。5 天前患者出现咳嗽、咳痰、发热，最高体温 37.8℃。自发病以来，患者精神、食欲、睡眠不佳，二便正常，体重减轻 4kg。

既往史：患者既往体健，否认高血压、冠心病、糖尿病史。否认烟酒嗜好。否认家族遗传病史。

体格检查：患者神清，精神可。皮肤、黏膜无出血。双肺底可闻及少许湿啰音。心前区无隆起，心尖搏动正常，心率 110 次／分，律齐，二尖瓣听诊区闻及舒张期杂音。双下肢无水肿，肌力、肌张力正常。双侧膝腱反射正常，"Babinski 征"阴性。

胸部 X 线片：两肺纹理增多、模糊，双肺见广泛分布斑片影，边界不清，以双肺内中带明显。肺水肿？心影不大，肋膈角光滑。

【超声心动图】

■ 心尖四心腔切面：左房增大，左房内见一大小约 45mm × 35mm 实质性团块，回声不均匀，其内可见散在的强回声，边界清楚，略有活动，基底范围较大，附着于左房侧壁（图 3-9-1）。CDFI 显示二尖瓣口舒张期血流速度加快，收缩期见少量反流信号，CW 显示二尖瓣口舒张期前向血流加速（图 3-9-2）。

■ 心尖两心腔切面：左房内见实质性团块、回声不均匀、其内可见散在的强回声（图 3-9-3）。舒张期该团块阻挡于二尖瓣口，致二尖瓣前向血流加速。

■ 心尖五心腔切面：舒张期该团块阻挡于二尖瓣口，CDFI 显示二尖瓣前向血流加速，Vmax 3.1m/s；CDFI 二尖瓣口收缩期见少量反流（图 3-9-4）。三尖瓣少量反流，反流速度 Vmax 4.0m/s，压差 PG 63mmHg（图 3-9-5）。

■ 左室短轴切面：二尖瓣口见实质性团块。心包见液性暗区（图 3-9-6）。

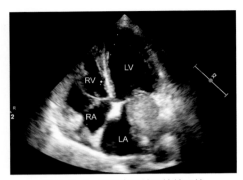

图 3-9-1　左房实质性团块性团块

心尖四心腔切面左房内见一大小约 45mm×35mm 实性团块，与左房侧壁粘连

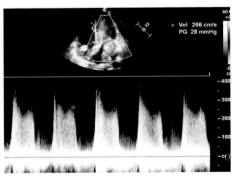

图 3-9-2　二尖瓣口梗阻

心尖四心腔切面 CW 显示二尖瓣口舒张期前向血流加速

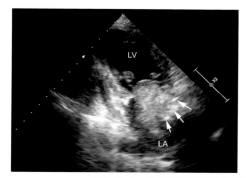

图 3-9-3　左房实质性团块性团块

心尖两心腔切面左房内见实质性团块、回声不均匀、其内可见散在的强回声（箭头）

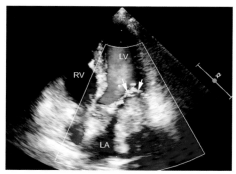

图 3-9-4　二尖瓣反流

CDFI 二尖瓣口收缩期见少量反流（箭头）

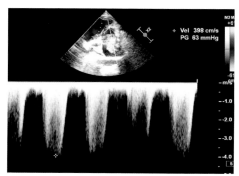

图 3-9-5　三尖瓣反流

CW 显示三尖瓣收缩期反流频谱

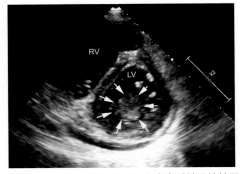

图 3-9-6　左房实质性团块性团块

左室短轴切面舒张期二尖瓣口见实质性团块（箭头）。心包见液性暗区

【超声提示】

左房实质性占位性病变：恶性可能性大。

【外科手术】

患者入院后行左房占位摘除术。术中见左房内巨大实性占位，基底部约 50mm×50mm，累及左房顶、左右上肺静脉间的左房壁、左心耳，质硬，其内可见散在钙化灶，无法完全切除。

【病理结果】

左房骨肉瘤。

【术后 SPECT 动态骨显像】

■ 胸部：①开胸术后，胸骨皮质局部不连，邻近胸壁软组织肿胀，心包右侧增厚局部积液，上述胸骨、邻近软组织及心包 F^{18}-FDG 摄取轻度增高，最大 SUV 为 3.5；左房形态失常，其内可见混杂密度影肿块，中心见点片状高密度，周围脂肪间隙模糊，上述肿块 F^{18}-FDG 摄取异常增高，最大 SUV 为 5.5（图 3-9-7，图 3-9-8）。左室增大，肺动脉增粗。②双肺门淋巴结 F^{18}-FDG 摄取轻度增高，最大 SUV 为 2.0，CT 双肺门淋巴结未见增大。③双肺、纵隔淋巴结及双侧腋窝淋巴结、双侧胸膜及食管未见 F^{18}-FDG 摄取异常增高。CT 示双肺透光度降低，右肺下叶及左肺中下叶见较多斑片影及条索影；双侧纵隔淋巴结未见肿大。

- 头颈部：①双侧甲状腺弥漫性 F^{18}-FDG 摄取增高，最大 SUV 为 4.0，CT 相应部位未见异常密度。②咽、喉、双侧鼻旁窦及双侧颈部淋巴结未见 F^{18}-FDG 摄取异常增高。
- 脑部、腹部及全身骨骼：未见 F^{18}-FDG 摄取异常增高。

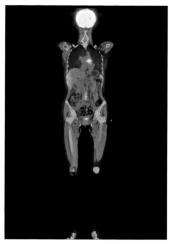

图 3-9-7　SPECT 动态骨显像图
左房 F^{18}-FDG 摄取增高（正位）

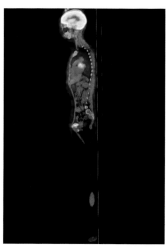

图 3-9-8　SPECT 动态骨显像图
左房 F^{18}-FDG 摄取增高（侧位）

【鉴别诊断】

- 左房黏液瘤：质地较松软，蒂部多附着于房间隔，活动度大。大部分不伴有心包积液。临床症状通常为各种栓塞表现。
- 左房血栓：左房血栓多见于风湿性二尖瓣狭窄、房颤患者，左房明显扩大，可见自发性显影。但该患者检查过程中未发现二尖瓣狭窄、房颤。

【预后】

- 术后 2 个月患者因胸闷、晕厥再次入院。
- 入院后行超声心动图检查：左房占位部分摘除术后，左房占位较术前有增大，二尖瓣口梗阻、反流，三尖瓣反流（图 3-9-9）。
- 入院后予吸氧、强心、减轻心脏负荷、维持内环境稳定治疗。
- 入院后第二天患者心跳、呼吸骤停，抢救无效死亡。

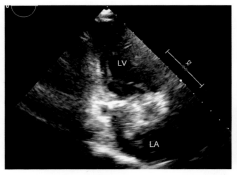

图 3-9-9 左房占位性肿瘤复发

左房占位性肿瘤部分摘除术后 2 个月，左房占位较术前有增大，二尖瓣口梗阻

【分析讨论】

- 原发心脏骨肉瘤：是一种少见疾病。据文献报道，多数位于左房，仅有少数位于左室、右室或肺动脉内。原发性心脏肿瘤是极其少见的肿瘤，文献报道，尸检证实发生率为0.001% ～ 0.003%。原发性心脏肿瘤中约 25% 为恶性肿瘤，心脏肉瘤中原发性心脏骨肉瘤发生率 3% ～ 9%，最常见于左房。患者首选手术治疗，若肿瘤不能完全切除，患者 1 年内死亡率高

达 90%。早期诊断困难，其恶性程度高，易转移，预后差。

- 临床表现：主要为恶性肿瘤的全身表现及心腔梗阻和栓塞的表现。表现为肺水肿、乏力、充血性心力衰竭、二尖瓣狭窄、水肿、心律失常、肺栓塞、心脏骤停等。
- 本病例特点：本例患者急性起病，病情进展快，有肺水肿表现。超声心动图表现为质地较硬团块、回声强且伴有钙化，基底广泛，活动度差，因而考虑为恶性病变。由于肿瘤与周围心房组织粘连严重，手术无法完全切面病变。术后 2 个月左房肿瘤原位复发，生长迅速超过了术前肿瘤的大小。患者病情极度恶化。

【病例启示】

超声心动图是诊断心脏肿瘤的重要工具，必要时需结合其他影像学手段判断病变的良恶性。

作者：白文娟，唐红
单位：四川大学华西医院心内科超声心动图室

病例 10

脂肪母细胞瘤：儿童心包腔内的罕见肿瘤

【病史、体征及相关检查】

患儿，女，3 岁 9 个月。

主诉：咳嗽，发现心包占位 3 个月余

现病史：3 个月前，患儿因咳嗽外院行胸片检查，发现"心包占位"。进一步心脏超声检查提示"心包腔内占位性病变"。2 个月前行 CT 检查也提示"心包占位，考虑畸胎瘤或脂肪源性肿瘤可能性大，恶性病变不能除外"。为进一步诊治收入我院。

既往史：患儿平素体健，偶有咳嗽，无肺炎、发绀，生长发育及智力同常。按期接种疫苗。

体格检查：呼吸平稳，胸廓对称，两肺叩诊清音。左上肢血压 98/45mmHg，右下肢血压 95/50mmHg，经皮血氧饱和度 100%。心前区无隆起，心界不大，心音有力，律齐，未闻及杂音。

【超声心动图】

- 左室长轴切面：左房室受压，各房室腔内径正常，左室收缩功能正常；左房室后方见偏强回声团块，内部回声尚均匀，边界较清晰光滑。左室后壁处可见少量心包积液（图 3-10-1）。CDFI 显示左室流入道及流出道的血流未见异常（图 3-10-2）。
- 大动脉短轴切面：右房室未见明显受压，肺动脉内径正常，其内血流通畅（图 3-10-3）。
- 心尖四心腔切面：心包腔内左房室交界处可见一大小约 49.2mm×29.5mm×43.7mm 的偏强回声团块，内部回声尚均匀；边界较清晰光滑，团块后方回声衰减；其内无明显血流信号；该团块活动幅度不大，与壁层心包关系密切，与左室外脏层心包无明显粘连。该团块有明显的占位效应，对左房室沟处部分结构有推挤，左房室侧后壁略受压，左肺静脉略有受压移位，冠状静脉窦无明显受压（图 3-10-4）。CDFI 显示团块对左房室腔内血流及左肺静脉内血流无明显影响（图 3-10-5）。

- 左室短轴切面：左室后外侧见类圆形的稍强回声团块，边界清楚；左室后方心包腔见较窄的液性暗区（图3-10-6）。

【超声心动图提示】

- 心包腔内实质性占位性病变：性质待定；
- 心包积液（少量）。

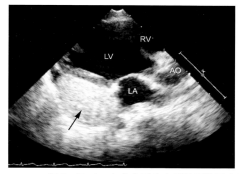

图3-10-1　左房室后方实质性团块及少量心包积液

左室长轴切面见左房室受压；左房室后方见偏强回声团块，内部回声尚均匀，边界较清晰光滑（箭头），左室后壁处可见少量心包积液

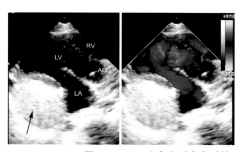

图3-10-2　左房室后方实质性团块

左房室后方见偏强回声团块（箭头），CDFI显示左室流入道及流出道的血流未见异常

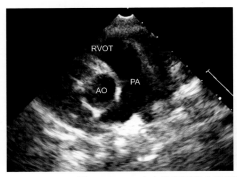

图 3-10-3　右室流出系统血流无异常

大动脉短轴切面：右房室未见明显受压，肺动脉内径正常，其内血流通畅

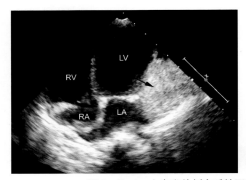

图 3-10-4　左房室外侧实质性团块

心尖四心腔切面：心包腔内左房室交界处可见一大小约 49.2mm×29.5mm×43.7mm 的偏强回声团块（箭头），内部回声尚均匀；该团块活动幅度不大，与壁层心包关系密切

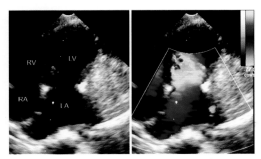

图 3-10-5　左房室外侧实质性团块

心尖四心腔切面：CDFI 显示团块对左房室腔内血流及左肺静脉内血流无明显影响

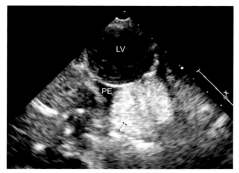

图 3-10-6　左房室外侧实质性团块

左室短轴切面：于左室后外侧见类圆形的稍强回声团块，边界清楚（箭头）；左室后方心包腔见较窄的液性暗区

【鉴别诊断】

■ 脂肪母细胞瘤的鉴别诊断存在一定难度，应与神经母细胞瘤、肉瘤和畸胎瘤相鉴别，MRI 可以对以上肿瘤进行鉴别，也可以应用于手术后评估切除效果与随访监测。

■ 本病例也应与心包腔内的其他占位性病变进行鉴别。在儿童中，心包腔内占位性病变常见的有血栓、炎症性包块、淋巴瘤、海绵状血管瘤等。

【外科手术】

心包内左房左室左侧可见约 60mm×45mm×38mm 肿瘤；色呈浅黄色，质韧，包膜较为完整；肿瘤附着部位与左房侧壁及左肺静脉有粘连。

【病理诊断】

脂肪母细胞瘤。

【最终诊断】

心包腔内占位性病变：脂肪母细胞瘤。

【分析讨论】

■ 脂肪母细胞瘤：是一种非常罕见的软组织良性肿瘤，在婴儿和儿童中相对高发。绝大部分在三岁前发现，40%的病例在一岁前发现。70%的肿瘤出现在患儿的四肢、头面及颈部，但在心包腔内发现的脂肪母细胞瘤极为罕见。检索国内报道，心腔内脂肪母细胞瘤病例3例，其中1例为心脏多发，心外膜处有多个大小不等卫星灶，而心包腔内脂肪母细胞瘤在国内外均未见报道。

- 脂肪母细胞瘤的病理：以幼稚脂肪细胞为主要组成成分，是一种良性软组织肿瘤，病程呈良性经过，但部分患者瘤体较大，可有明显的占位效应。有临床研究对患者的病理特征进行分析，累及患者四肢的脂肪母细胞瘤可表现为局限和弥漫两型，局限型肿瘤多表现为皮下逐渐增大的无痛性包块，部分短期内突然增大，弥漫型肿瘤表现为软组织逐渐增大的无痛性包块。肿瘤多呈分叶状，大体切面呈淡黄色至灰白色，不成熟脂肪细胞被厚薄不一的纤维组织及黏液样间质分隔。

- 超声特征：脂肪母细胞瘤多表现为边界清楚、形态规则的包块，呈不均匀高回声，血流信号不丰富。

- 治疗及预后：脂肪母细胞瘤需要手术切除，但无须放、化疗治疗，长期预后良好。在对10例发生于非四肢部位的病例进行总结时，研究者发现6例出现复发，5例原位复发，1例异位复发，复发率较高，且复发者病理结果有成熟倾向。

- 本病例特征：本例患者也具有脂肪母细胞瘤的超声特征性改变，肿瘤为局限的中强回声团块，无明显局部浸润表现，外形光滑完整，其内部无血流信号，外部也无滋养血管。以上超声特征均提示其恶性程度低，但团块后方有回声衰减，提示其中脂肪成分存在的可能。该肿瘤位于心包腔内，对心脏的主要影响为占位效应，超声心动图也观察到其对于左房室的挤压作用，但由于肿瘤质地较为柔软，尚未影响心脏的舒张运动，也对心腔及大血管的血流无明显影响。

作者：李静雅，薛丽，马宁
单位：国家儿童医学中心／首都医科大学附属北京儿童医院

病例 11

心脏恶性淋巴瘤：原发性累及右房右室的恶性淋巴瘤

【病史、体征及相关检查】

患者，女性，61 岁。

主诉：心慌伴气短不适 10 余天。

现病史：患者于 10 余天前出现心慌伴气短不适。无胸闷胸痛，无伴大汗淋漓、面色苍白，无晕厥，无夜间阵发性呼吸困难；无畏寒发热；无咯血呕血，无恶心呕吐等不适。患者遂就诊外院，行心脏及冠脉 CTA 提示"心脏右冠分布区域占位"。建议上一级医院治疗，患者遂就诊我院门诊。行心脏超声检查提示"右房内占位，大量心包积液"。现为行进一步诊治，拟"右房占位"收治入院。

既往史：无特殊。

体格检查：体温 36.6℃，脉搏 80 次／分，呼吸 20 次／分，血压 125/75mmHg；神清，双肺呼吸音清；心率 122 次／分，心音低，三尖瓣听诊区可听到 Ⅰ～Ⅱ／Ⅵ级舒张期杂音；颈静脉怒张，双下肢凹陷性水肿。

【超声心动图】

- 左室长轴切面：左室内径偏小（前后径 34mm）。室间隔不厚，室壁运动未见明显异常。心包腔内见液性暗区，左室后壁后方约 22mm，右室前壁前方约 10mm（图 3-11-1）。

- 大动脉短轴切面：右房内可见实性中等强度回声团块，表面呈分叶状，内部回声不均匀；该团块与右房外侧壁附着面广，该团块有一定的活动度，该团块阻塞三尖瓣口（图 3-11-2）。CDFI 显示舒张期高速血流信号由肿瘤与右房内侧的狭窄间隙通过三尖瓣口（图 3-11-3）。

- 四心腔切面：右房增大（大小为 63mm×49mm）；右房内见一不规则低中等偏低回声团块，大小约 51mm×46mm×45mm，附着于右房游离壁；团块呈分叶状，内部回声不均匀，基底部宽，无明显蒂，随心动周期轻度摆动，与三尖瓣前叶分界不清；其内未见明显血流信号；三尖瓣结构显示不清。右室侧壁增厚（8mm）。室间隔及左室游离壁不厚，静息状态下室壁运动未见明显异常。心包腔内见大量无回声区，左室侧壁侧方约24mm（图3-11-4）。CDFI超声示三尖瓣口峰值流速加快，峰值速度为2.3m/s，峰值压差为21mmHg，平均压差为9mmHg；二尖瓣口血流速度正常，峰值流速0.9m/s。

- 剑下切面：下腔静脉内径偏宽（23mm），上下腔静脉回流未见明显受阻，上腔静脉峰值流速0.35m/s，下腔静脉峰值流速0.54m/s。
- 左心超声造影：经左上肢静脉注射声诺维对比造影剂后，右房-右室-左房-左室按顺序显影；右房内见血流充盈缺损，右房占位区见延迟灌注，提示血供较丰富；右房外侧壁亦见病变；右室侧壁心肌灌注增强。左室未见明显心肌灌注异常（图3-11-5）。

【超声心动图提示】

- 右房室占位性病变伴右室流入道梗阻（恶性肿瘤可能）；
- 大量心包积液；
- 左室收缩功能正常。

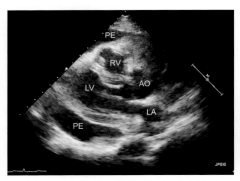

图3-11-1 心包积液
左室长轴切面见左室内径偏小；心包腔内见液性暗区

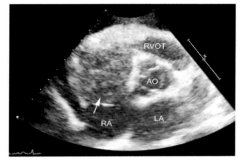

图 3-11-2 右房实质性占位性病变

大动脉短轴切面于右房内可见实性中等强度回声团块，表面呈分叶状，内部回声不均匀；与右房外侧壁附着面广，有一定的活动度，并阻塞三尖瓣口（箭头）

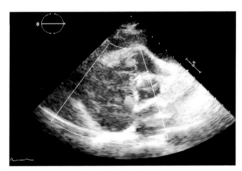

图 3-11-3 右房实质性占位性病变

CDFI 显示舒张期高速血流信号由肿瘤与右房内侧的狭窄间隙通过三尖瓣口（箭头）

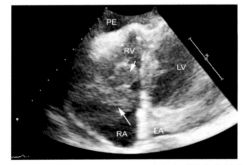

图 3-11-4 右房实质性占位性病变

四心腔切面见右房增大；右房内见一不规则中等偏低回声团块附着于右房游离壁；团块呈分叶状，内部回声不均匀，基底部宽，无明显蒂，随心动周期轻度摆动，与三尖瓣前叶分界不清（箭头）

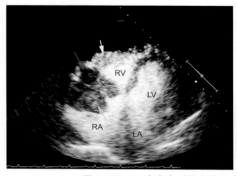

图 3-11-5　右房实质性占位性病变

左心超声造影：经左上肢静脉注射声诺维对比造影剂后，右房 - 右室 - 左房 - 左室按顺序显影；右房内见血流充盈缺损，右房占位区见延迟灌注，提示血供较丰富（黄箭头）；右房外侧壁亦见病变（红箭头）；右室侧壁心肌灌注增强（白箭头）

【鉴别诊断】

- 右房黏液瘤：可发生于心脏各个房、室腔，但以左房最多见，占 91%，罕见于双房，黏液瘤多数有蒂附着于卵圆窝或者心房壁，大多数黏液瘤的蒂附着于房间隔卵圆窝处，活动度较大。本例病变与心房壁粘连明显，并累及三尖瓣；通过超声造影发现右室壁亦受累，考虑恶性病变可能性大。

- 心脏血管肉瘤：最常见的心脏原发恶性肿瘤，常见年龄 20 ～ 50 岁，多起源于右心系统，位于右房者占 80%。肿瘤呈浸润性生长，往往侵犯邻近组织和器官，并较早发生远处转移。可伴持续性低热、顽固性胸痛、间断少量咯血、骨骼疼痛等全身症状。仅通过超声很难鉴别恶性肿瘤的性质。

- 右房血栓：右房内形成的血栓多存在使心房排空受阻的心脏原发病变；由静脉血栓迁延至心房的血栓，下肢静脉超声未探及血栓。

- 转移性心脏肿瘤：一般有原发恶性肿瘤病史。

【术中超声心动图】

- 术前经食管超声心动图：食管中段四心腔切面显示右房增大；右房内见一不规则低中等偏低回声团块，附着于右房游离壁；呈分叶状，内部回声不均匀，基底部宽，无明显蒂，与三尖瓣

粘连（图 3-11-6）。CDFI 显示舒张期高速血流信号由肿瘤与
右房内侧的狭窄间隙通过三尖瓣口（图 3-11-7）。

■ 术后经食管超声心动图：食管中段四心腔切面显示右房大部分
　病变被切除，右房外侧壁处仍残余部分病变；三尖瓣开放尚
　好，无梗阻征象（图 3-11-8）。

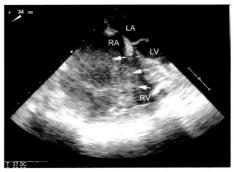

图 3-11-6　右房实质性占位性病变

术前经食管超声心动图：食管中段四心腔切面显示右房增大；右房内见一不规则
中等偏低回声团块，附着于右房游离壁；呈分叶状，内部回声不均匀（箭头）；
基底部宽，无明显蒂；与三尖瓣粘连

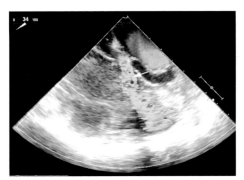

图 3-11-7　右房实质性占位性病变

术前经食管超声心动图：CDFI 显示舒张期高速血流信号由肿瘤与右房内侧的狭窄
间隙通过三尖瓣口（箭头）

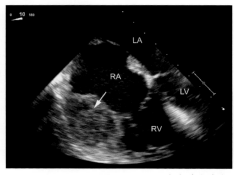

图 3-11-8　右房残余病变

术后经食管超声心动图：食管中段四心腔切面显示右房外侧壁处仍残余部分病变（箭头）；三尖瓣开放尚好，无梗阻征象

【手术结果】

- 手术前诊断：
  - ➤ 右房占位性病变：黏液瘤？实质性肿瘤？寄生虫病？血栓？心功能Ⅳ级（NYHA）；
  - ➤ 心包积液，双侧胸腔积液。
- 手术名称：心脏肿瘤切除（姑息手术，部分切除）。
- 手术所见：皮下组织严重水肿。胸骨严重骨质疏松。心包内大量积液，共吸出 600ml 淡黄色心包积液。右房游离面、右室游离面、右侧房室沟、主动脉右冠窦外侧表面见大面积血管丰富、质脆肿瘤样组织浸润侵犯。右房、右室基本固定无舒张收缩运动。双侧胸腔积液。右房右室内见质脆、胶冻状、不透明巨大肿块，伴有局部坏死。侵犯三尖瓣，肿块约 40mm×50mm×60mm 大小。术中快速冰冻切片提示恶性淋巴瘤可能（图 3-11-9）。

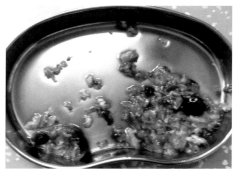

图 3-11-9　心脏肿瘤手术标本

肿瘤质脆、胶冻状、不透明巨大肿块，伴有局部坏死

【病理诊断】

术中快速冰冻切片提示恶性淋巴瘤可能。

病理 HE 染色及免疫组化：心脏弥漫性大 B 细胞淋巴瘤（图 3-11-10，图 3-11-11）。

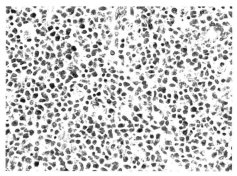

图 3-11-10　大 B 细胞淋巴瘤（HE 染色）

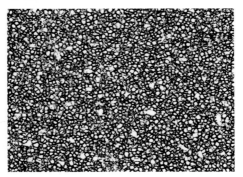

图 3-11-11　大 B 细胞淋巴瘤（免疫组化）

【最终诊断】

- 心脏恶性淋巴瘤（弥漫大 B 细胞淋巴瘤），心功能 Ⅳ 级（NYHA）。
- 心包积液，双侧胸腔积液。

【分析讨论与病例思考】

- 原发性心脏淋巴瘤（primary cardiac lymphoma，PCL）：是累及心肌及心包的恶性淋巴瘤，常伴有纵隔淋巴结肿大、胸膜渗出、肺栓塞等转移征象。发病率极低，占所有心脏原发肿瘤的 1.3%，占所有淋巴瘤的 0.5%，好发于免疫力低下的老年男性，发生于儿童的极罕见。病因不明，或与感染或免疫功能紊乱有关。最常累及右房，其次是右室，左室，左房，室间隔，但侵犯三尖瓣非常罕见。临床表现多样，主要取决于肿瘤位置及大小，最常见为快速进行性的心力衰竭，心律失常，房室心脏传导阻滞，胸部疼痛，晕厥，肺栓塞，心肌梗死，上腔静脉综合征，胸腔积液和心包填塞。心电图表现多样，无特异性，取决于心脏受累部位即呈反复发作的室上性或室性心律失常，房室传导阻滞，低电压，心动过缓，房颤，房扑，T 波倒置。生化检查：无特异性。
- 超声心动图的价值：可发现心包积液和心脏肿瘤，但因部分患者仅表现为心包积液或心包增厚，故发现时多为晚期。TEE：分辨率更高，可显示 TTE 未发现的左心耳、上腔静脉的肿瘤。超声心动图对病变部位、大小及血流动力学等信息的判断有重要价值，并依据病变与周围组织的粘连和侵犯情况判断病变的良恶性。但对具体病变的性质判断有局限。

- 心脏超声造影（MCE）：对心脏肿瘤血流灌注的显示很重要。由于肿瘤内的血流速度低，常规多普勒超声难以显示肿瘤内的血流信号。恶性肿瘤的血流供应丰富，注入造影剂后肿瘤内显影。本病例常规超声心动图仅显示右房病变，通过 MCE 发现右房壁及右室壁均存在病变，与手术结果一致。

- CT：对于鉴别心包和心脏外肿块更敏感。

- MRI：组织分辨力高，可同时显示心脏及周边结构，确诊依赖于细胞形态学 + 免疫组化标记。

- 超声引导下经静脉活检：是非常有效的方法，相对创伤性小，但部分病例活检可能失败。

- 手术及病理：创伤性大，但当其他创伤性小的方法无法确诊时选用，目的为早期诊断，改善预后。手术的关键：①注意保护心脏结构和心肌功能的完整性；②避免肿瘤破损、脱落引起栓塞。当肿瘤侵犯瓣膜或冠状动脉时，应相应行瓣膜成形甚至置换或冠状动脉旁路移植术。预后差，平均生存期为 7 个月。

- 心包积液细胞学检查：仅在 2/3 患者中可发现肿瘤细胞。

- 化疗：是目前最为有效的方法。但在第一次化疗后的阶段通常发生致死性心律失常。死亡原因有心肌坏死，肺动脉栓塞等。

作者：刘怡

单位：上海曙光医院

病例 12

静脉内平滑肌瘤病：会"爬行"的肿瘤

【病史、体征及相关检查】

患者，女性，59岁。

主诉：心悸、气短伴双下肢水肿10天。

现病史：患者10天前出现胸闷、气短伴双下肢水肿，活动后症状加重。无咯血、晕厥。为进一步诊治收入院。自发病以来，患者饮食、二便正常，体力、体重无明显改变。

既往史：10年前因子宫肌瘤行子宫全切术。否认高血压、冠心病、糖尿病史。

家族史：否认家族遗传病史，无吸烟史、酗酒史。

体格检查：血压120/75mmHg。神清，精神可。无皮下出血。双肺呼吸音清，未闻及干、湿啰音。心率80次／分，律齐；三尖瓣听诊区闻及收缩期杂音；未闻及心包摩擦音。腹软，无压痛、反跳痛和肌紧张，肝、脾肋下未触及，移动性浊音（－）。双下肢水肿。

【超声心动图】

- 胸骨旁左室长轴切面：右室增大，心包腔内少量积液（图3-12-1）。
- 大动脉短轴切面：右房内可见实性中等强度回声团块，大小为26mm×63mm。表面呈分叶状，活动度较大，舒张期达到三尖瓣口，收缩期回纳至右房。CDFI显示收缩期三尖瓣右房侧见大量反流信号（图3-12-2～图3-12-3）。
- 大动脉短轴与胸骨旁四心腔过渡的切面：右房内可见实性中等强度回声团块，活动度大，舒张期移至三尖瓣口，与三尖瓣相接触；收缩期回缩至下腔静脉入口处（图3-12-4，图3-12-5）。
- 左室短轴切面：于左室后壁后心包腔见液性暗区（图3-12-6）。
- 四心腔切面：右房内可见实性中等强度回声团块，表面呈分叶状，活动度较大，收缩期达到三尖瓣口，舒张期回纳至右房（图3-12-7）。

- 剑下切面：下腔静脉近心端可见条索样回声，与上述右房内实性团块相连活动度大，舒张期移至右房，收缩期回缩至下腔静脉内（图3-12-8，图3-12-9）。

【超声心动图提示】

下腔静脉及右房内实质性占位性病变：考虑为静脉内平滑肌瘤病（心内型）。

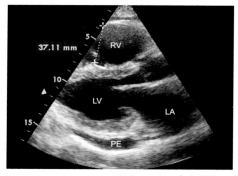

图3-12-1 右室增大

胸骨旁左室长轴切面显示右室增大，心包腔内少量积液

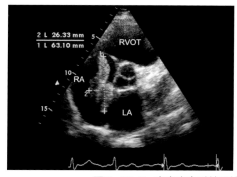

图3-12-2 右房内实质性团块

大动脉短轴切面右房内可见实性中等强度回声团块，表面呈分叶状。大小为26mm×63mm

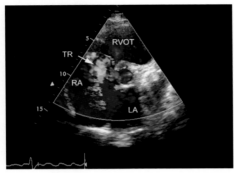

图 3-12-3　右房内实质性团块及三尖瓣反流

大动脉短轴切面 CDFI 收缩期三尖瓣右房侧见大量反流信号（箭头）

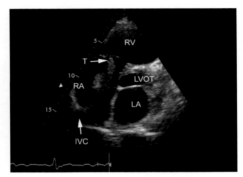

图 3-12-4　右房内实质性团块

大动脉短轴与胸骨旁四心腔过渡的切面显示右房内实性中等强度回声团块，舒张期达到三尖瓣口，与三尖瓣相接触（箭头）

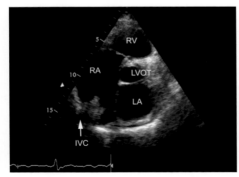

图 3-12-5　右房内实质性团块

大动脉短轴与胸骨旁四心腔过渡的切面显示右房内实性中等强度回声团块，收缩期回缩至下腔静脉入口处（箭头）

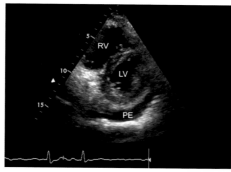

图 3-12-6　心包积液

左室短轴切面于左室后壁后心包腔见液性暗区

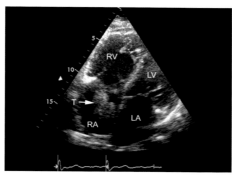

图 3-12-7　右房内实质性团块

四心腔切面右房内可见实性中等强度回声团块（箭头）

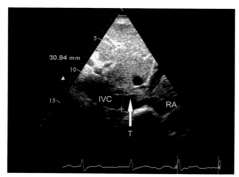

图 3-12-8　下腔静脉及右房内实质性团块

剑下切面下腔静脉近心端可见条索样回声，舒张期移至右房（箭头）

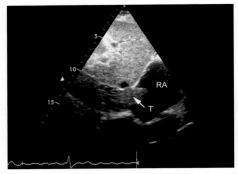

图 3-12-9　下腔静脉及右房内实质性团块

剑下切面下腔静脉近心端可见条索样回声，收缩期回缩至下腔静脉内（箭头）

【CT 血管造影（CTA）】

盆腔内可见一低密度分叶状团块，此团块通过右侧髂内静脉及髂总静脉进入下腔静脉，最后入右房（图 3-12-10）。

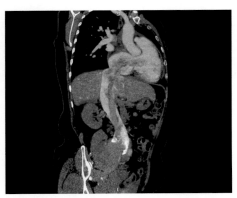

图 3-12-10　CTA 矢状位重建示盆腔内低密度团块通过下腔
静脉延伸到右房内

【鉴别诊断】

■ 右房黏液瘤：右房黏液瘤局限在心腔内，而下腔静脉、髂静脉内无与其连续的异常回声，且多数黏液瘤患者往往可以观察到附着于卵圆窝或者心房壁的蒂，大多数黏液瘤的蒂附着于房间隔卵圆窝处。

- 下腔静脉血栓或癌栓累及右房：静脉血栓形成时，腔内血栓呈强、弱不等的层状回声，无网状结构和明显活动度。下肢静脉超声未探及血栓，亦无相关癌症病史。患者 10 年行子因"宫肌瘤"行子宫全切术的病史支持静脉内平滑肌瘤病的诊断。

【最终诊断】

下腔静脉及右房内实质性占位性病变：静脉内平滑肌瘤病（心内型）。

【分析讨论】

- 静脉内平滑肌瘤病（intravenous leiomyomatosis，IVL）：是一种罕见的静脉内生长的良性平滑肌细胞肿瘤，指源于子宫肌瘤或子宫肌壁静脉的平滑肌肿瘤超出子宫范围，在血管腔内结节样蔓延生长的疾病。虽然病理良性，生长方式却类似恶性肿瘤，可经子宫或卵巢静脉蔓延至下腔静脉并累及右心系统。静脉内平滑肌瘤病心内浸润，即为心内平滑肌瘤病（intracardiac leiomyomatosis，ICL）。
- ICL 的发病率：IVL 临床并不常见，ICL 更为少见，后者占比约为 10%。IVL 具有雌激素依赖性，均见于女性，发病年龄为 23 ～ 80 岁，患子宫肌瘤或因子宫肌瘤行子宫切除术的女性易患此病。
- ICL 的表现：依瘤体累及范围和程度不同，ICL 患者可以无症状，也可以表现为严重呼吸困难、下肢水肿，如果肿物脱落堵塞肺动脉甚可致猝死。
- 本病例特点：本例患者 10 年前曾因子宫肌瘤行子宫全切术，此次出现双下肢水肿与肿物累及髂静脉、下腔静脉有关。
- ICL 的治疗：ICL 的主要治疗手段是肿瘤切除术。由于肿物与下腔静脉、右房壁无明显粘连，所以手术中很容易将肿物从心脏、血管中取出。本例患者入院后行右房 - 下腔静脉占位切除手术，术后病理证实为 ICL。

【经验体会】

- ICL 是一种较罕见的疾病。患者均为女性，且多伴子宫肌瘤病史或子宫切除病史。

- ICL 的临床表现不典型，若瘤体脱落堵塞三尖瓣或肺动脉将导致严重的后果。

- 对于发现右房占位的女性患者，超声心动图医师应该常规扫查剑下切面，以便确定是原发心房占位还是由下腔静脉延续而来，这对于确定治疗策略至关重要。

- ICL 的主要治疗手段是肿瘤切除术。能否最大限度的切除肿瘤依赖于术前正确的诊断及详尽的术前检查。因为 IVL 生长具有雌激素依赖性，一般需同时切除双侧附件，部分病例手术前后需给予抗雌激素治疗。

- 大多数患者预后较好，但该病有潜在复发的可能，有文献报道 ICL 术后有 30% 的病例复发，因此，ICL 患者术后应进行长期随访。

【学习要点】

- 尽管 ICL 有特征性的超声心动图表现，若不显示剑下切面，容易误诊。

- 因此对于发现右房占位的女性患者，应常规扫查剑下切面，以确定是原发心房占位还是由下腔静脉延续而来。

作者：李嵘娟，杨娇，杨娅

单位：首都医科大学附属北京安贞医院超声心动图一部

病例 13

静脉内平滑肌瘤病：
甩动的右房占位性病变

【病史、体征及相关检查】

患者，女性，59 岁。

主诉：反复咳嗽伴乏力 6 个月。

现病史：患者 6 个月前因着凉感冒后反复出现咳嗽伴全身乏力。15 天前无明显诱因突发头晕摔倒在地，无意识丧失，休息 10 分钟后恢复站立。为进一步诊治收入我院。自发病以来，患者饮食、二便正常，体重无明显变化。

既往史：30 年前因"子宫肌瘤"行子宫全切术。否认高血压、冠心病、糖尿病史。

家族史：否认家族遗传病史，无吸烟史、酗酒史。

体格检查：血压 160/115 mm Hg。神清，精神可。无皮下出血。双肺呼吸音清，未闻及干、湿啰音。心率 80 次／分，律齐；三尖瓣听诊区闻及收缩期杂音；未闻及心包摩擦音。腹软，无压痛、反跳痛和肌紧张，肝、脾肋下未触及，移动性浊音（−）。双下肢无水肿。

【超声心动图】

- 胸骨旁左室长轴切面：右室增大，舒张期可见部分异常实性团块进入（图 3-13-1）。
- 胸骨旁右室流入道切面：右房内可见长约 90mm 长条状实性中等强度回声团块，表面光滑，边缘可见"蛋壳"样钙化，表面呈分叶状，活动度较大，舒张期部分团块通过三尖瓣口进入右室，收缩期回纳至右房。CDFI 显示收缩期三尖瓣右房侧见大量反流信号（图 3-13-2，图 3-13-3）。
- 大动脉短轴切面：右房内可见活动度较大的长条状实性中等强度回声团块，一端连于房间隔上，另一端显示不清，舒张期部分团块通过三尖瓣口进入右室，收缩期回纳至右房（图 3-13-4）。

- 心尖四心腔切面：右房、右室扩大；右房内可见长条状中等实性强回声团块，表面呈分叶状，活动度较大，舒张期部分团块通过三尖瓣口进入右室，收缩期回纳至右房。CDFI 显示收缩期三尖瓣右房侧见大量反流信号（图 3-13-5）。
- 心尖五心腔切面：右房扩大；右房内可见长条状中等实性强回声团块，舒张期部分团块进入右室，收缩期回纳至右房。CDFI 显示收缩期三尖瓣右房侧见大量反流信号（图 3-13-6）。
- 剑突下切面：右房内实性占位，以远下腔静脉近心端未见明显异常回声。CDFI 未见明显异常血流信号（图 3-13-7）。

【超声心动图提示】

- 右房内实质性占位性病变：考虑为静脉内平滑肌瘤病（心内型）；
- 右房室扩大；
- 三尖瓣反流（大量）。

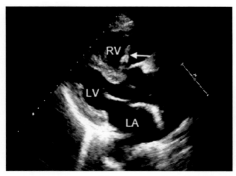

图 3-13-1　右室舒张期团块

胸骨旁左室长轴切面见右室增大，舒张期可见部分异常实性团块进入（箭头）

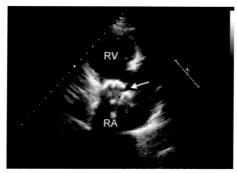

图 3-13-2　右房内实质性团块

右室流入道切面见右房内可见长条状实性中等强度回声团块，表面呈分叶状（箭头），舒张期部分团块经三尖瓣口入右室，收缩期回纳至右房

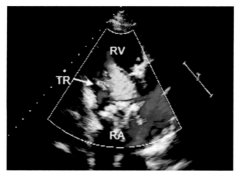

图 3-13-3　右房内实质性团块及三尖瓣反流

右心两心腔切面 CDFI 显示收缩期三尖瓣右房侧见大量反流信号（箭头）

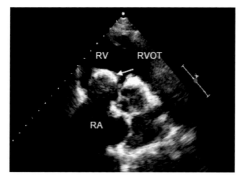

图 3-13-4　右房内实质性团块

大动脉短轴切面显示右房内长条状实性中等强度回声团块（箭头），舒张期部分团块经三尖瓣口入右室，与三尖瓣相接触，收缩期回纳至右房

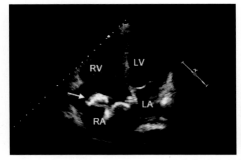

图 3-13-5　右房内实质性团块

心尖四心腔切面显示右房内长条状实性中等强度回声团块（箭头），一端与房间隔中下部相连，舒张期部分团块经三尖瓣口入右室，与三尖瓣相接触，收缩期回纳至右房

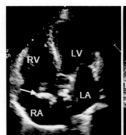
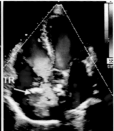

图 3-13-6　右房内实质性团块及三尖瓣反流

心尖五心腔切面显示右房内长条状实性中等强度回声团块（左图，箭头），随心动周期摆动，舒张期部分团块经三尖瓣口入右室，收缩期回纳至右房；CDFI 显示收缩期三尖瓣右房侧见大量反流信号（右图，箭头）

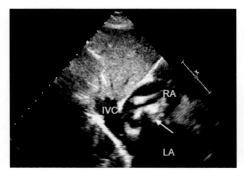

图 3-13-7　右房内实质性团块

剑突下切面右房内可见实质性长条状团块（箭头），活动度大，收缩期移至下腔静脉入右房开口，下腔静脉近心端未见明显异常回声

【鉴别诊断】

- 右房黏液瘤：黏液瘤多见于左房，单发于右房者比较少见，大多数黏液瘤有蒂或基部附着于房间隔，形态多呈球形或团块状。本例右房占位呈长条状，呈明显的分叶状，不符合黏液瘤的典型表现。

- 巨大右冠状动脉瘤：冠状动脉瘤在儿童多见于川崎病患者，在成年人则多见于白塞病或者其他免疫系统疾病患者，除外在动脉粥样硬化患者中也可发现由于冠状动脉动脉粥样硬化引起的中膜变薄、血管瘤样扩张。累及右冠状动脉时在超声心动图中可表现为右房内近圆形肿块，边界清晰，呈强回声包膜，内部中低回声混杂，无摆动。

- 下腔静脉血栓累及右房：外周静脉血栓两周以内为急性期，急性血栓在静脉腔内可自由漂动或随近端或远端肢体挤压而漂动，容易脱落进入右房。该类血栓一般不大，多呈圆形或呈条带状，随血流漂浮于右房内自由活动。较易通过三尖瓣口进入右室及以远而形成肺栓塞。超声心动图见右心腔内活动或非活动血栓，具有肯定的临床诊断价值。该例患者下肢静脉超声未探及血栓，且30年前因"子宫肌瘤"行子宫全切术的病史支持静脉内平滑肌瘤病的诊断。

【心脏磁共振】

- 右房内见不规则低信号充盈缺损，似见细长蒂连于房间隔，随心房运动而摆动，舒张期部分病灶经三尖瓣突入右室内，收缩期还纳入右房。

- 综合考虑右房占位，黏液瘤？

- 建议进一步增强检查（图 3-13-8）。

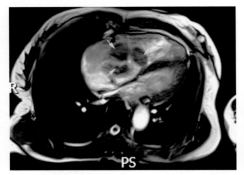

图 3-13-8　右房实质性占位性病变

心脏磁共振成像四心腔切面显示右房内不规则低信号，似见细长蒂连于房间隔，随心房运动而摆动（箭头）

【手术结果】

术中所见：肿块质地呈灰白色，蒂位于房间隔右房侧，大小 90mm×60mm×30mm，表面较光滑，呈弯曲长条状（图 3-13-9）。

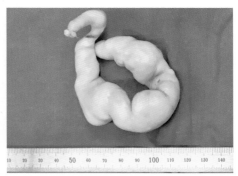

图 3-13-9　右房肿瘤

手术切除肿物肉眼所见大体观

【病理检查结果】

- 肉眼观察所见：肿物切面灰白，实性，质硬，伴钙化。
- 显微镜下观察所见：肿物周边可见梭形细胞增生，无明显异型。中央有细胞和血管轮廓，细胞结构不清，大片钙化。

- 免疫组化染色：SMA(+)，Desmin(+)。
- 综合考虑符合：静脉内平滑肌瘤病。

【最终诊断】

右房内实质性占位性病变：心内静脉内平滑肌瘤病。

【分析讨论】

- ICL 是 IVL 的一种，指源于子宫肌瘤或子宫肌壁静脉的平滑肌肿瘤超出子宫范围，较罕见。虽然病理良性，生长方式却类似恶性肿瘤，可经子宫或卵巢静脉蔓延至下腔静脉并累及右心系统。IVL 心内浸润，即为心内平滑肌瘤病。
- ICL 的发病率：单纯累及心脏的 ICL 少见。IVL 具有雌激素依赖性，均见于女性，发病年龄多样化，为 23～80 岁，常见于子宫肌瘤或因子宫肌瘤行子宫切除术的女性。
- ICL 的表现：依瘤体累及范围和程度不同，ICL 患者可以无症状，也可以表现为严重呼吸困难、下肢水肿，一旦肿物脱落，可堵塞三尖瓣或肺动脉导致猝死。
- 本病例特点：本例患者 30 年前曾因子宫肌瘤行子宫全切术，该病史提示 IVL。
- ICL 的治疗：ICL 的主要治疗手段是肿瘤切除术。本例患者入院后行右房占位切除手术，术后病理证实为 ICL。

【经验体会】

- ICL 是一种较罕见的疾病，具雌激素依赖性。患者均为女性，常见于子宫肌瘤或因子宫肌瘤行子宫切除术患者。其临床表现不典型，若瘤体脱落堵塞三尖瓣口或肺动脉将导致严重的后果。
- 女性患者行超声心动图检查时，若发现右房占位，除常规扫查剑突下切面，确定是否由下腔静脉延续而来外，还应仔细观察肿物的形态，是否有蒂，并积极询问患者是否有子宫肌瘤病史。本例患者右房占位，超声心动图显示为长条状实性团块，活动度大，借一短蒂附着于房间隔上，呈分叶状，表面光滑，肿块内未见明显血流信号。诸多以上超声表现与经典黏液瘤的超声表现不同，同时又因下腔静脉未累及而与经典心内静脉内平滑肌瘤病超声表现不同。结合患者子宫肌瘤病史及子宫切除手术史，高度考虑为右房良性占位，心内静脉内平滑肌瘤可能性大。

■ ICL 的主要治疗手段是肿瘤切除术。因为 IVL 生长具有雌激素依赖性，一般需同时切除双侧附件，部分病例手术前后需给予抗雌激素治疗。大多数患者预后较好，但该病有潜在复发的可能，有文献报道，ICL 术后有 30% 的病例复发，因此，ICL 患者术后应进行长期随访。

【学习要点】

■ 尽管结合剑突下切面 IVL 有特征性的超声心动图表现，若不结合临床表现及病史，容易误诊。
■ 因此对于发现右房占位的女性患者，除常规扫查剑下切面外，还应注意结合临床，追溯子宫肌瘤的病史。

作者：王月丽

单位：首都医科大学附属北京安贞医院超声心动图一部

病例 14

右房转移性肿瘤：原发性肝癌下腔静脉及右房转移性癌栓

【病史、体征及相关检查】

患者，男性，58 岁。

主诉：心慌、气短数月，加重 2 周。

现病史：患者数月前出现胸闷、气短。症状加重 2 周。

既往史：7 年前因"肝癌"在外院行肿瘤切除术。肿瘤位于肝脏右后叶。

体格检查：无特殊。

其他辅助检查：胸片：右下肺感染，右膈肌抬高；CT：肝硬化，脾大，肝右叶病变。下腔静脉及右房内瘤栓。

【肝脏超声】

- 肝左叶增大，肝脏前后径 90mm；右叶缩小，前后径 95mm，角度变钝，表面不平整。血管走行未见异常。肝内回声不均，结节感不明显。于右后叶近膈面，肝右静脉旁探及 38mm×25mm 稍强回声团块，无包膜，外形不规则，与周围分界欠清。CDFI 血流显像显示实性占位周边及内部血供不丰富。
- 门静脉内径 17mm，流速 14.4cm/s。
- 下腔静脉内可测及 50mm×16mm 中等回声，与后壁分界不清，占据管腔约 1/2（图 3-14-1）。

【超声提示】

肝右后叶实性占位性病变：肝癌复发可能。

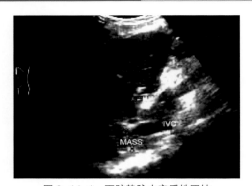

图 3-14-1 下腔静脉内实质性团块

下腔静脉内可测及 50mm×16mm 中等回声，与后壁分界不清，占据管腔约 1/2

【超声心动图】

- 右房明显扩大，其内可见 66mm×47mm 中等回声团块，充满整个右房，无包膜，不活动。附着点不清（图 3-14-2）。右房内的团块与下腔静脉的团块相连。
- 上腔静脉及下腔静脉回流血液绕团块周围，通过三尖瓣入右室。

【超声心动图提示】

下腔静脉及右房内实性占位性病变：考虑为瘤栓。

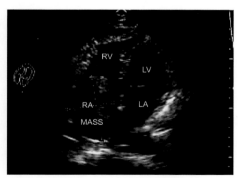

图 3-14-2 右房内实质性团块

右房内可见 66mm×47mm 中等回声团块，充满整个右房，无包膜，不活动

【外科手术】

- 肝部肿瘤位于第二肝门顶部，肝右静脉旁，大小为 40mm × 30mm ×30mm。完全切除肿瘤。
- 右房内瘤栓 80mm × 70mm × 70mm，与下腔静脉开口处的右房壁粘连紧密，起始部位于肝右静脉的下腔静脉开口处，长50mm。行右房及下腔静脉内瘤栓切除，部分右房壁切除。

【病理结果】

- 结节性肝硬化伴肝细胞性肝癌。
- 心脏瘤栓为癌结节。

【分析讨论】

- 原发性肝癌的转移途径：原发性肝癌首先在肝内蔓延和转移，晚期通过血行转移。门静脉是入肝血流，肝静脉是出肝血流，通常血行转移是自肝静脉进入下腔静脉，再进入右心，致肺转移和肺栓塞。而门静脉内应少见有瘤栓。但在超声检查中门静脉分支、主干癌栓却经常见到，特别是由于原发性肝癌有慢性乙型肝炎病史者在肝硬化基础上伴发。考虑是因肝硬化时门静脉血流呈阻滞逆流状态，癌栓进入并易于留存。
- 本病例特点：该患者肝癌术后 3 年复发伴下腔静脉与右房内如此大的癌栓。而肺部没有栓塞及转移灶。实为罕见。

作者：孙心平，陈建彬，徐振海
作者单位：清华大学垂杨柳医院／河北医科大学第四医院
超声科及心外科／武强县医院内科

心脏多发转移性肿瘤

【病史、体征及相关检查】

患者，男性，84 岁。

主诉：恶心呕吐、胸闷憋气 2 天。

现病史：近 2 日无诱因恶心呕吐，呕吐物为胃内容物，无头晕、头痛、胸痛、无发热、无腹泻。

既往史：患者 1 年前在外院诊断腹腔占位，未进一步病理诊断及正规治疗；既往冠心病、心绞痛病史；否认家族遗传病史。

体征：患者神清，精神可。皮肤黏膜无出血。双肺呼吸音粗，右肺可闻及干湿性啰音。心音可，心率 109 次／分，律不齐；各瓣膜听诊区未闻及病理性杂音。双下肢重度水肿、肌力、肌张力正常。跟腱反射正常，巴氏征（－）。

心电图：房性期前收缩。

【诊治经过】

- 患者入院后行腹部超声检查，结果提示：
  - ➤ 上腹部实质性占位；
  - ➤ 左肾弥漫性不均质性肿大；
  - ➤ 腹腔积液；
  - ➤ 双侧胸腔积液。
- 为进一步检查，患者于入院次日行胸腹部 CT 检查，结果提示：
  - ➤ 腹膜后占位性病变；
  - ➤ 左肾门多发占位性病变；
  - ➤ 肝脏多发低密度影；
  - ➤ 双侧肾上腺结节，考虑转移瘤；
  - ➤ 双肺多发结节，考虑转移瘤；
  - ➤ 双侧胸腔积液。
- 入院次日下午，患者症状加重，一般情况差，遂行床旁超声心动图检查。

- 患者于当日晚 10：00 突然出现呼吸停止，给予心肺复苏，人工辅助呼吸等治疗，心率约 45 次／分，血压 80/40mmHg。因患者年龄较大，病情恶化，患者家属要求出院。

【超声心动图】

- 左室长轴切面：心腔大小基本正常，心室壁运动减低。M 型超声测量显示左室收缩功能减低，EF：41%，FS：20%（图 3-15-1）。

- 四心腔切面：左室和右房见回声团块。右房内近三尖瓣口处探及一大小约 43mm×27mm 的中等偏低回声团块，边界欠清，不随心动周期运动（图 3-15-2，图 3-15-3）。CDFI 二、三尖瓣均可见反流信号。

- 五心腔切面：左室内可见一大小约 44mm×37mm 的中等偏低回声团块，边界欠清，不随心动周期运动（图 3-15-4）。

【超声提示】

左室及右房内实质性占位性病变：考虑转移性瘤可能性大。

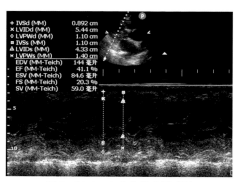

图 3-15-1 左室收缩功能减低

左室 M 型超声显示心室壁运动减低，左室收缩功能减低，EF：41%，FS：20%

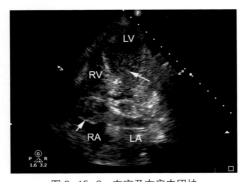

图 3-15-2 左室及右房内团块

四心腔切面于左室（长箭头）及右房（短箭头）内见中等偏低回声团块

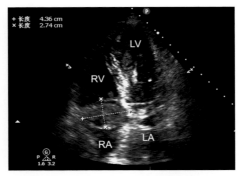

图 3-15-3 左室及右房内团块

四心腔切面于右房近三尖瓣处见中等偏低回声团块，大小约 44mm×37mm，边界欠清，不随心动周期运动

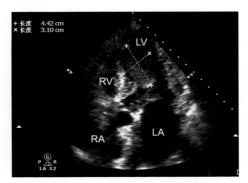

图 3-15-4 左室及右房内团块

五心腔切面于左室内见中等偏低回声团块，大小约 44mm×37mm，边界欠清，不随心动周期运动

【鉴别诊断】

- 黏液瘤：为心脏的良性肿瘤，好发于左房，约占75%。同时累及几个房室者少见。多为圆形或椭圆形，表面光滑，界限较清。一般有蒂，随心动周期活动。本病例为多发，没有活动度。结合本病例的腹部超声和胸腹部CT检查结果考虑转移性瘤。

- 血栓：心腔内血栓有心脏的原发病史，多发生在心肌病、冠心病和瓣膜病等基础之上。左室血栓常见于心肌梗死室壁运动异常的部位或心功能严重减低的心室内。心房血栓多发生于房室瓣狭窄、房颤的基础上。血栓一般基底部宽，不随心脏活动；新鲜血栓呈低回声，血栓纤维化则回声增强或深部较强回声，表面低回声。

【分析讨论】

- 诊断：本病例患者超声心动图结合腹膜后及左肾门占位的其他影像学检查和病史，对左室、右房占位性病变的诊断考虑为转移性肿瘤。

- 心脏占位性病变：心脏占位性病变主要包括血栓、赘生物和肿瘤。超声心动图是目前心腔占位性病变诊断和评价的首选工具。通过二维超声心动图判断病变的部位、大小、数量、形状、活动性及其与周邻组织结构的关系；多普勒超声心动图评价占位性病变所致的血流动力学改变。心脏占位性病变性质的判断需结合超声图像的特征、临床表现和病史，必要时结合其他影像学的结果综合分析。

- 心脏肿瘤：心脏肿瘤相对于其他脏器的肿瘤少见。心脏肿瘤可分为原发性和继发性两大类。原发性心脏肿瘤少见，起源于心脏本身。继发性肿瘤为起源于人体其他部位的恶性肿瘤，通过直接蔓延或经血液、淋巴等途径而转移至心脏。

- 心脏转移性肿瘤：转移性肿瘤通常累及心包，导致明显的心包积液。表现为孤立的肿块或弥漫性心包浸润；也可转移至心肌、心内膜、心瓣膜或心腔内形成占位性病变，较为少见。

- 本病例特点：心脏转移性肿瘤以血行转移常见。本例患者左肾门占位可直接经下腔静脉转移到右房，右房内病变位于近三尖瓣瓣口处，三尖瓣的前向血流受阻，可出现肝大及水肿，另外肿瘤堵塞房室瓣口，可引起心搏量显著降低，发生昏厥或心脏骤停。左室内肿瘤位于室间隔侧，肿瘤体积较大，使左室有效容量减少；肿瘤侵蚀室壁，使心肌功能减低。二者均可引起心脏的血流动力学改变，心输出量减少。本例患者晚间病情恶化，可能与上述原因有关。

■ 不足之处：本例患者因心脏超声为床旁检查，患者当时病情较重，加之体位影响，各瓣膜血流未做详细分析。

■ 总之，超声心动图可以直观显示心脏肿瘤的部位、大小、与心壁的关系及肿瘤的活动情况，并能观察心腔的大小，心室的功能等，是诊断心脏占位性病变的重要方法。

作者：吕晓敏，梁栋
单位：河北省吴桥县人民医院

病例 16

右房占位性病变：肝癌转移性肿瘤

【病史、体征及相关检查】

患者，男性，63 岁。

主诉：双下肢水肿 1 个月。

现病史：患者 1 个月前无明显诱因出现双下肢对称性、可凹性水肿，休息后水肿不能缓解。小便颜色及无量异常。外院查血压 100/60mmHg，尿常规：尿蛋白 4+，镜检红细胞 1～3 个/HP，白细胞 1～2 个/HP，ALB 29.5g/L，Scr 100μmol/L。为进一步诊治收入院。近 2 个月患者自觉低热，多次测量体温 37.2～37.7℃，夜间盗汗明显。无咳嗽、咳痰，无皮疹。自发病以来，患者精神食欲差，近 3 年失眠。体重无明显改变。

既往史：3 年前诊断"原发性肝癌"，先后行介入及超声聚焦刀治疗。未行化疗。2 个月前无明显诱因出现左侧肩痛，诊断"骨肿瘤"，先后行放疗 23 次。否认冠心病、糖尿病史。否认外伤史及输血史。

家族史：父母已去世，父亲生前患肝炎，一位姐姐及一位弟弟患肝炎，否认家族中肾脏病史。

体格检查：血压 120/75mmHg。神清，精神可。双大腿内侧髁间散在红色皮疹，大小不一，不凸出皮肤，压之不褪色，无破溃、脱屑。无肝掌、蜘蛛痣。双肺呼吸音清，未闻及干、湿啰音。心率 90 次/分，律齐；各瓣膜听诊区未闻及杂音；未闻及心包摩擦音。腹软，无压痛、反跳痛和肌紧张，肝、脾肋下未触及，移动性浊音（-）。双下肢水肿。

实验室检查：尿常规蛋白 3+，24 小时尿蛋白定量 463mg，总蛋白 73g/L，白蛋白 27.5g/L，球蛋白 45.5g/L，白球比 0.6。补体正常；凝血五项：凝血酶原时间 18.3s，D- 二聚体 4881μg/L，FDP 38.2μg/ml；鳞状上皮细胞癌抗原 16.7ng/ml（↑），恶性肿瘤相关因子 83.7U/ml（↑）；肝炎病毒：HBsAg（-），HBsAb（+），HBeAg（-），HBeAb（+），HBcAb（+）。

腹部超声检查：肝内多发实行占位（肝癌伴转移可能）；胆囊

壁增厚；腹腔少量积液。

【超声心动图】

- 左室长轴切面：心脏大小比例正常；主动脉稍宽。
- 心尖四心腔切面：各房室大小及比例基本正常。右房内可见低回声团块，右室流入道未见明显梗阻三尖瓣前向血流频谱显示，E峰68cm/s，A峰101cm/s（图3-16-1，图3-16-2）。
- 非标准四心腔切面：右房内可见低回声团块，大小为31mm×55mm；形态不规则，活动度大，舒张期通过三尖瓣口，与三尖瓣相接触，无粘连；收缩期回缩右房（图3-16-3）。
- 右室流入道切面：右房内可见低回声团块，形态不规则，表面呈分叶状，活动度大，舒张期部分经三尖瓣口进入右室，收缩期返回右房，与三尖瓣相接触，无粘连（图3-16-4）。
- 剑下切面：下腔静脉近心端入口显示不清，右房内可见低回声团块。肝尾叶见低回声团块（图3-16-5）。

【超声心动图提示】

右房内实质性占位性病变：考虑转移瘤可能行大（结合病史）。

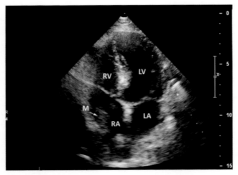

图3-16-1　右房内实质性团块

心尖四心腔切面左右心比例尚可，右房内可见实性低回声团块，收缩期位于右房（箭头）

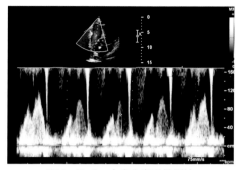

图 3-16-2 右房内实质性团块

四心腔切面显示右室流入道未见明显梗阻，三尖瓣前向血流频谱显示：E 峰 68cm/s，A 峰 101cm/s

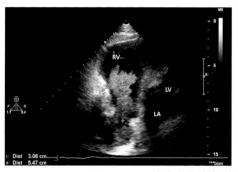

图 3-16-3 右房内实质性团块

非标准四心腔切面见右房内可见实性低回声团块（箭头），表面呈分叶状。大小为 31mm×55mm；舒张期跨到三尖瓣口进入右室，与三尖瓣无粘连，收缩期回纳至右房

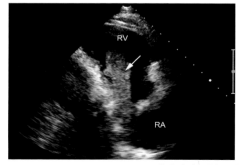

图 3-16-4 右房内实质性团块

右室流入道切面见右房内可见实性低回声团块，表面呈分叶状，活动度大，舒张期团块进入右室（箭头）

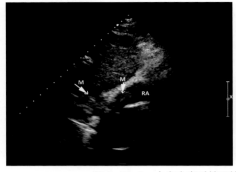

图 3-16-5　右房内实质性团块

剑下切面下腔静脉入口显示不清，右房内可见低回声团块（短箭头）。肝尾叶见低回声团块（长箭头）

【鉴别诊断】

- 右房黏液瘤：心房黏液瘤局限在心腔内，多数黏液瘤患者往往附着于卵圆窝或者心房壁，大多数黏液瘤的蒂附着于房间隔卵圆窝处。单纯从超声图像上二者很难鉴别。结合患者肝癌的病史，考虑为转移性的肿瘤。

- 右房内血栓：心房血栓形成与心腔内血流缓慢、血流淤滞有关。通常血栓发生在其他心血管疾病基础上。右房血栓多由心房纤颤、三尖瓣狭窄等病变导致有房内血液淤滞，也可由静脉血栓回流至右房。

【最终诊断】

右房内实质性占位性病变：考虑转移瘤（结合肝癌病史）。

【分析讨论】

- 黏液瘤：心脏肿瘤中最常见的是黏液瘤，是最常见的心脏良性肿瘤，可发生于各个心腔，以左房黏液瘤最多见，无论黏液瘤位于何种心脏部位，瘤体形态、组织学表现大致相似；黏液瘤外形多样，多为圆形或椭圆形，亦可呈块状、分叶状；肿瘤常大小不一；瘤体表面一般较为光滑。黏液瘤患者的临床表现不一，主要症状为血流阻塞现象、栓塞症状和全身症状，瘤体小且蒂短，患者可无任何临床症状。

- 心内血栓：心腔内血栓形成与心腔内血流淤滞，血液高凝状态有关。多数血栓附着于心腔壁，基底较宽，游离面较大，随心动周期无显著位移。部分活动性血栓可以在血流冲击下在心腔内作往返活动，但其与腔壁没有连接，活动幅度较大且无固定的轨迹。
- 本病例特点：本例患者 3 年前诊断"原发性肝癌"，2 个月前诊断"骨肿瘤"，此次以双下肢水肿前来就诊，超声心动图检查肿物位于右心系统，但未见肿物阻碍三尖瓣血流，患者心功能尚可，结合患者实验室检查诊断为肾源性水肿。超声心动图显示右房内低回声占位，形态不规则，活动度较大，结合患者恶性肿瘤病史，考虑转移瘤可能性大。

【经验体会】

- 心脏肿瘤临床相对少见，发现心脏占位后应先查明是否存在基础心脏病变，怀疑血栓或者转移瘤必须结合患者临床病史。
- 对于发现右房占位患者，超声心动图医师应该常规扫查剑下切面，以便确定占位与上、下腔静脉关系。

【学习要点】

- 超声心动图是当前诊断心脏占位的首选检查方法。但超声图像难以判断占位得病理学性质，需要结合患者临床特征进行诊断。
- 对于发现右房占位的患者，应常规扫查剑下切面，以确定占位与上、下腔静脉关系。

作者：徐丽媛，苏瑞娟，杨娅，胡国兵
单位：首都医科大学附属北京安贞医院超声心动图一部

超声心动图学院 高级课程
——心脏占位性疾病

扫一扫

········· 课程表 ·········

序号	讲者	课程题目
1	崇 梅	心脏占位性病变的分类及超声特征
2	李嵘娟	心脏肿瘤的特点：超声心动图、手术及病理对照分析
3	杨 娅	左房血栓：巨大多发的左房血栓
4	杨 娅	左房活动性血栓：左房内的"乒乓球"
5	杨 娅	左室心尖部血栓：继发于心梗后室壁瘤内的血栓
6	廖书生	左室血栓：心肌致密化不全伴多发血栓
7	李嵘娟	右室血栓：并发于致心律失常性右室心肌病的血栓
8	谢谨捷	慢性血栓栓塞性肺动脉高压：有机会治愈的肺动脉高压
9	杨 娅	左房黏液瘤：典型表现
10	杨 娅	左房黏液瘤：瘤体中心液化
11	杨 娅	左房黏液瘤：脑栓塞的罪魁祸首
12	曲泡晨	左房黏液瘤：穗状的黏液瘤
13	杨 娇	左室黏液瘤：下肢动脉反复栓塞的元凶
14	李宜嘉	双心房黏液瘤：超声心动图确诊双心房黏液瘤并指导手术决策
15	曲泡晨	可能的右房黏液瘤：两年的随访观察
16	王廉一	右心黏液瘤：不典型肝损害就诊的黏液瘤
17	杨 娇	二尖瓣血性囊肿：左室内的"牵珑球"
18	冷晓萍，田家玮	二尖瓣血性囊肿：发生于二尖瓣的囊性病变
19	胡 波，周 青	心腔内钙化性假瘤：TTE、TEE及超声造影综合分析判断
20	杨 静	炎性肌纤维母细胞瘤：左室内的"葡萄串"
21	李静雅	血管瘤：发生于婴儿的心脏血管瘤
22	王清木	主动脉根部占位性病变：心肌梗死，原因悬而未决
23	王月丽	右房恶性肿瘤：心脏原发性血管肉瘤
24	郑哲岚	血管肉瘤：反反复复心包积液
25	白文娟，唐 红	左房骨肉瘤：原发于心脏的恶性肿瘤
26	李静雅	脂肪母细胞瘤：儿童心包腔内的罕见肿瘤
27	刘 怡	心脏恶性淋巴瘤：原发性累及右房右室的恶性淋巴瘤
28	李嵘娟	静脉内平滑肌瘤病：会"爬行"的肿瘤
29	王月丽	静脉内平滑肌瘤病：甩动的右心房占位性病变
30	徐丽媛	右房占位性病变：肝癌转移性肿瘤